DE L'EMPLOI MÉDICAL

DES EAUX MINÉRALES

DE CHATEAU-GONTIER.

I.

CHATEAU-GONTIER. — IMPRIMERIE DE J.-B. BEZIER.

DE L'EMPLOI MÉDICAL

DES

EAUX MINÉRALES

DE

CHATEAU-GONTIER

(MAYENNE),

PAR LE DOCTEUR EM. MAHIER,

Médecin de l'Établissement des Eaux Minérales et d'Hydrothérapie,
Médecin adjoint des Hospices de Château-Gontier,
Membre de la Société d'hydrologie médicale de Paris, etc.....

PREMIÈRE PARTIE.

A PARIS,
CHEZ LABÉ, ÉDITEUR, LIBRAIRE DE LA FACULTÉ
DE MÉDECINE,
Place de l'École-de-Médecine, 23.

A CHATEAU-GONTIER,
CHEZ J.-B. BEZIER, LIBRAIRE-ÉDITEUR, RUE DORÉE.

1855

AVANT-PROPOS.

Le traitement des Eaux Minérales, employées à leurs sources, a dit Bordeu, est, sans contredit, de tous les secours de la médecine le mieux en état d'opérer, pour le physique et le moral, toutes les révolutions nécessaires et possibles dans les maladies chroniques. Aussi, les siècles les plus reculés en adoptèrent-ils l'usage; il en reste une preuve dans les œuvres d'Hippocrate.

Les Romains s'arrêtaient à toutes les sources chaudes; Pline en est le témoin.

Il y en a où ces païens avaient placé des divinités particulières; il reste des traces de leurs *ex-voto*. Les nymphes, les naïades et les dieux guérisseurs étaient très-bien logés dans ces lieux alors solitaires, et où s'opéraient les cures miraculeuses, à l'ombre d'antiques forêts, dans le creux des rochers, d'où les échos portaient au loin les merveilles.

Les chrétiens, fixant ces objets du côté de la mondanité, et jugeant qu'ils appartenaient aux rêveries du paganisme, les trouvèrent déplacés, et n'aimèrent point à se baigner pêle-mêle, suivant la liberté romaine.

L'usage des bains d'Eaux Minérales fut alors abandonné parce que la foi naissante de nos peuples les dégoûtait de tout ce qui ressemblait au luxe des gentils.

Ce ne fut que bien longtemps après, vers le XVIIe siècle, que l'on commença enfin à sentir l'importance de ces secours, et qu'alors les rois de France donnèrent l'intendance générale et la surinspection de ces Eaux à leurs premiers médecins. Mais les chimistes de cette époque, méprisant les eaux naturelles, ne voulaient user que d'eaux artificielles, d'élixirs et de quintescences. La pharmacie galénique et la chimie se partageaient les suffrages; les remèdes préparés par la nature étaient oubliés. Les médecins, à force de travaux et de tentatives, venaient de faire dans le corps des animaux une découverte comparable à celle du Nouveau-Monde. La circulation, entrevue seulement dans les écoles de Paris, par le malheureux Servet, venait d'être mise au plus grand jour par des docteurs italiens, et ensuite par le célèbre docteur Harvey, auquel cette découverte est attribuée. Tous les esprits étaient occupés ; on ne pensait qu'à disséquer des animaux et à faire des expériences.

Les lieux des Eaux ne devinrent que le rendez-vous des joueurs, de quelques souverains et de leurs courtisans, qui allaient se baigner et faire des parties de plaisir. Les *fées* s'emparèrent de quelques sources, les sorcières et les loups-garous y firent leur sabbat.

Toutes ces causes concoururent à détourner l'attention des médecins, et donnèrent aux hommes sérieux et au peuple une impulsion contraire aux essais des Eaux.

Vers la fin du XVIIIe siècle, tout changea peu à peu, et l'on finit par s'occuper avec un véritable enthousiasme des propriétés thérapeutiques des Eaux Minérales ! les écrits sur ce sujet tombèrent de tous côtés. La littérature thermale prit naissance et compta des noms fort illustres, tels que Hoffmann, Hufeland, Barthèz, Bordeu, Alibert ; et de nos jours, Is. Bourdon, Chevalier, Durand-Fardel, etc., etc.

Depuis lors, la superstition, qui prêtait aux Eaux Minérales des vertus surnaturelles qui rendaient inutiles les interprétations de la science, fut remplacée par l'observation médicale, aidée des explications données par l'analyse chimique.

Grâce à ces progrès, on peut maintenant décrire d'une manière un peu plus positive leur mode d'action.

Cependant encore beaucoup de personnes s'éprennent, de nos jours, d'un grand enthousiasme pour les vertus curatives de ces Eaux, et beaucoup d'autres professent à leur endroit un mépris tout aussi injuste. Les unes, séduites par quelques explications trompeuses et exagérées, croient avec foi ; les autres dédaignent sans examen. Pour ces motifs, malgré les difficultés qu'on éprouve souvent encore à se rendre compte de l'action des Eaux Minérales, le médecin, chargé d'inspecter l'administration de ces Eaux, doit chercher à éclairer cette question parfois si obscure, et pour cela observer avec soin ce qui se passe dans le cours des traitements qu'il dirige, étudier les symptômes qui se développent et les changements qui se produisent.

Depuis plusieurs années nous nous sommes appliqué à faire ces observations, et nous nous proposons aujourd'hui de faire connaître les Eaux de Château-Gontier, d'exposer leurs propriétés physiques et chimiques, et d'*indiquer* succinctement les maladies dans lesquelles elles doivent être employées ou rejetées, dans le but d'éclairer les personnes qui se proposent de les utiliser. L'Établissement, qui avoisine ces sources, fondé par feu

M. le docteur Bayard, offrant aux malades des ressources variées, nous traiterons dans la 2e partie de ce travail, des succès que l'on peut obtenir en combinant l'usage de ces Eaux à celui d'autres traitements, et notamment à celui de l'hydrothérapie, méthode récente encore dans nos contrées de l'ouest de la France.

L'emploi de plusieurs sortes de moyens curatifs contre les maladies chroniques, les diathèses et certains états cachectiques, constitue une méthode de traitements complexes des plus intéressantes et qui ouvre un large champ d'observation au médecin et au physiologiste. En groupant à l'entour de sources abondantes et d'une grande richesse de composition, des bains médicinaux artificiels de toutes sortes, des douches de toute nature, des étuves sèches et humides, et des salles d'hydrothérapie, le fondateur de l'Établissement, emporté si rapidement à la science et aux siens, a posé les bases d'une médication toute nouvelle et dont les effets sont des plus curieux, et parfois des plus inespérés pour les malades qui se présentent aux Eaux.

Ceux-ci en effet sont le plus ordinairement porteurs d'affections chroniques; que celles-ci aient succédé à des états aigus ou se soient développées chroniques d'emblée, elles offrent presque toutes des complications ou mieux des états organopathiques variés, résultant de l'équilibre qui a été détruit entre les diverses fonctions de l'organisme. Si le médecin dans ce cas n'a pas à sa disposition des moyens variés de traitement à opposer à chaque état morbide, soit à la fois, soit successivement, il exposera ses malades à rester dans un *statu quo* qui peut leur devenir fatal; il aura beau remonter au travers de ces organopathies à la maladie première qui les aura développées, il épuisera vainement toutes ses ressources à la combattre, s'il ne peut en même temps modérer les effets consécutifs.

Ainsi, dans les affections chroniques de l'estomac qui ont entraîné des troubles de nutrition profonds, altéré la masse sanguine dans ses qualités et souvent même dans sa quantité, et par suite, qui ont déterminé des congestions passives, des engorgements viscéraux et un état particulier de la peau; on emploiera vainement toutes les ressources de l'art pour remédier à la première affection cause de tous ces désordres, et l'on n'arrivera que très-rarement à une cure générale, si, tout à la fois, on ne s'empresse de redonner à la peau l'activité fonctionnelle qu'elle a perdue, si l'on ne favorise le dégorgement des viscères engorgés, en même temps que l'on essaie de modifier la fonction stomacale. La maladie, ainsi attaquée dans ses effets et dans sa cause première, cèdera facilement si déjà le temps ou la constitution du malade n'ont pas permis aux lésions organiques de se produire.

C'est grâce à ces associations de traitement que les Eaux Minérales de Château-Gontier sont employées avec tant de succès. Elles rendent des services aux chlorotiques ou aux anémiques, soumis à la méthode hydrothérapique en même temps que l'emploi de cette méthode favorise leur action; elles agissent sur la sécrétion urinaire du graveleux, du rhumatisant, en même temps que ceux-ci reçoivent des modifications profondes par l'emploi de bains, de douches, de sudations, etc.

Les maladies chroniques qui se présentent aux Eaux peuvent être combattues dans toutes leurs manifestations; ce que l'on doit toujours chercher puisque ces affections puisent leur origine dans des conditions générales de l'organisme. Déterminant des changements profonds, lentement développés dans l'harmonie indispensable à la marche normale et régulière de la vie; on doit leur opposer des agents dont l'action profonde et pouvant être longtemps soutenue, arrête les progrès et permette à l'organisme de rentrer dans les limites régulières de l'état normal ou de la santé.

Les Eaux, dont nous allons exposer les propriétés, nous paraissent offrir toutes ces ressources à ces sortes de maladies, aidées des moyens dont peut disposer l'Établissement thermal. N'envisageant l'usage des Eaux que comme moyen adjuvant plutôt que comme agent de guérison direct des maladies que nous leur soumettons, nous ne chercherons qu'à exposer les effets constants qu'elles exerçent sur l'économie, dans certaines maladies, sans leur attribuer tout le mérite des cures.

CHAPITRE I.

PROPRIÉTÉS PHYSIQUES ET CHIMIQUES DES EAUX MINÉRALES DE CHATEAU-GONTIER.

Quelle est la nature, et quelles sont les propriétés de ces Eaux Minérales? Telles sont les premières questions que l'on doit se poser tout d'abord, et que nous allons essayer de résoudre en énumérant leurs propriétés physiques et chimiques.

Le docteur Bayard, auquel nous devons l'Établissement de Bains qui avoisine les sources, s'exprime ainsi dans sa *Notice sur les Eaux Minérales*, relativement à leurs propriétés physiques : « Au moment de son émission, l'Eau Minérale est d'une limpidité parfaite, sans odeur, elle a une saveur styptique et ferrugineuse. La température moyenne est de 7° du thermomètre centigrade. Une multitude de petites bulles se dégagent de l'Eau lorsqu'on la reçoit dans un verre, et, si on l'abandonne à l'air, la surface prend une nuance irisée. Des flocons jaunâtres sont suspendus dans le liquide, et, au bout de quelques heures, le fond et les parois du vase sont couverts d'une couche de dépôt jaune rougeâtre.

» L'eau de la source de la voûte neuve est transparente, limpide, celle de la vieille voûte, exposée au soleil et à l'air libre, a une nuance jaune rougeâtre, les flocons y abondent, et sa saveur est plus atramentaire.

» Aucun insecte ne peut vivre dans l'Eau minérale, ceux qui tombent accidentellement dans les bassins y périssent promptement, leurs corps se couvrent de dépôt jaunâtre qu'augmente leur poids et les entraîne au fond; après plusieurs mois de séjour, ils sont transformés en une matière pulvérulente noire (carbure et sulfure de fer). Les végétaux ne se développent pas spontanément; toutefois, à l'examen microscopique, on y aperçoit quelques conferves filamenteuses. »

Pour ce qui est des propriétés chimiques des Eaux Minérales de Château-Gontier, l'analyse, faite d'abord par MM. Duclos et Dupaty, en 1767, puis par MM. Becœur et Touchalaume, en 1825, a été l'objet d'un travail spécial et d'un rapport à l'Académie nationale de médecine dans la séance du 9 juillet 1850, par M. Ossian Henry. Voici les termes de ce rapport :

« M. le docteur Bayard, aujourd'hui propriétaire de l'Établissement thermal de Château-Gontier, et des Sources ferrugineuses, a réclamé, auprès de M. le Ministre du commerce et de l'agriculture, qu'une nouvelle analyse de ces Eaux fut faite dans le laboratoire de l'Académie de médecine. C'est par suite de cette demande qu'une lettre ministérielle, en date du 16 novembre 1849, nous est parvenue, et que le travail a été renvoyé à la commission des Eaux Minérales.

» L'Eau ferrugineuse de Château-Gontier est connue depuis nombre d'années sous le nom d'Eau de *Pougues rouillée*, et ses propriétés médicales, constatées par l'expérience, ne se sont jamais démenties.

» Devenues aujourd'hui la propriété de M. H. Bayard, ce médecin, habile et consciencieux, a voulu leur donner toute l'importance qu'elles paraissent mériter. En conséquence, il a su, par des travaux conçus avec intelligence, mieux capter les sources, les réunir, et en augmenter beaucoup le produit. Il n'était donc pas inutile d'en reprendre l'analyse faite en 1825, et déjà avec beaucoup de soin, par MM. Touchalaume et Becœur.

» Les résultats ont été obtenus tant avec les échantillons expédiés très-soigneusement, et accompagnés de certificats de puisement fort réguliers, qu'avec le dépôt ocracé pris dans les bassins des sources mêmes ; ils démontrent que l'Eau de Château-Gontier, mieux captée maintenant, et sans doute plus pure, s'est accrue sensiblement en principes minéralisateurs.

» Voici la composition que nos essais nous conduisent à assigner à l'Eau de Château-Gontier, supposée intacte, et pour 1,000 grammes de liquide.

Acide carbonique libre.......... 1/8 du volume.	
Bicarbonate de chaux.............. — de magnésie	0,4556
Sulfate de soude et de chaux (anhydres).	0,1000
— de magnésie..................	0,5200
Chlorure de sodium................ — de magnésium (dominant)...	0,2004
Nitrates.......................Traces.	
Silice et alumine (silicates)............	0,0174
Crenate et apocrenate de fer.......... Carbonate de fer...................	0,1040
Manganèse....................Indices.	
Principe arsénical, sensible dans le dépôt ocracé de la source.	
	1,3970

» Le dépôt ocracé était formé de carbonate terreux, de sesquioxyde de fer, avec de légères traces de manganèse et de principe arsénical, enfin l'alumine et le sable, et d'une nature organique (acides creniques et apocreniques ou analogues) unies en partie au fer.

Les principes mineralisat. sont de 13,970 Pour eau supposée pure..... 0,986,030	1,000

» L'Eau Minérale de Château-Gontier sort d'un terrain schisteux, à peu de distance des bords de la Mayenne; sa température est froide, et elle offre tous les caractères des

Eaux essentiellement ferrugineuses ; saveur atramentaire, coloration en pourpre ou en noir par la noix de Galles, en bleu par les prussiates rouge et jaune de potasse, puis dépôt ocracé le long de son parcours; elle accuse en outre, aux essais qualificatifs et aux réactifs, la présence de bicarbonate terreux, de chlorure, de sulfates, de la silice, de l'alumine, de la chaux, de la magnésie, de la soude, et d'une matière organique. Nous n'y avons reconnu aucune trace d'iode ou de principe iodique.

» Pendant son séjour en bouteille, le fer s'en sépare presque complètement à l'état de sesquioxyde uni à une matière organique que nous assimilons aux acides creniques et apocreniques, composés primitivement solubles, mais devenus insolubles par la suroxydation du métal.

L'Eau de Château-Gontier possède des propriétés médicales reconnues depuis fort long-temps : par sa composition, elle offre beaucoup d'analogie avec l'Eau de Spa (sources de la Geronstère). Grâce à l'administration intelligente du docteur H. Bayard, qui en est maintenant propriétaire, grâce au désir qu'il a de donner une certaine importance à l'Établissement thermal dont il prend la direction, il n'y a pas de doute que l'Eau de Château-Gontier ne puisse occuper bientôt un bon rang parmi nos richesses hydrologiques.

» Nous croyons, en conséquence, qu'il y a lieu d'accorder l'autorisation d'exploiter cette Eau Minérale anciennement connue, depuis long-temps déjà, utilement employée, et dont l'exploitation doit donner au pays des avantages incontestables. »

CHAPITRE II.

CLASSIFICATION DES EAUX MINÉRALES. LEUR FORMATION.

En général, l'analyse n'a démontré jusqu'ici qu'un nombre assez restreint de substances qui entrent dans la composition des Eaux Minérales. On y rencontre un fort petit nombre d'acides et un fort petit nombre de bases se saturant réciproquement, au moins pour l'ordinaire. Quand la saturation n'est pas complète, ce sont toujours les acides qui sont en excès, jamais les bases.

Les Eaux de Château-Gontier, d'après l'analyse que nous venons d'exposer, contiennent toutes les substances, en quantité plus ou moins considérable, que la chimie a reconnu dans les Eaux que l'on désigne sous l'expression habituellement employée d'*Eaux Minérales* ; et l'examen attentif de la quantité des sels qui la composent fait voir de suite que leur véritable désignation serait plus exactement traduite par la dénomination d'*Eaux médicinales*, *aquæ medicatæ*, comme on les appelait autrefois, par l'idée qu'il éveille de leur emploi exclusif dans la thérapeutique. En effet, ces Eaux contiennent, parmi les acides : de l'acide carbonique, de l'acide sulfurique, de l'acide chlorhydrique, de l'acide azotique, de l'acide arsénique et de l'acide crenique; parmi les bases, l'alcali suivant : la soude; parmi les terres : la chaux, la magnésie; parmi les métaux : le protoxide de fer et de manganèse; et enfin, deux corps que l'on ne doit pas, selon nous, considérer comme indifférents, ce sont l'acide silicique et l'alumine.

En se plaçant au point de vue chimique, on est frappé de la quantité d'acide sulfurique qui domine les autres acides, et de la prédominance des bases terreuses, la chaux et la magnésie, et du protoxyde de fer qui se trouve associé aux acides carbonique et crenique. Toute fois, l'acide carbonique existe dans une proportion supérieure aux autres acides à l'état libre et à l'état de carbonates; c'est ce qui autorise le classement chimique des Eaux de Château-Gontier parmi les *eaux acidules.* Cette proportion d'acide carbonique est, il faut l'avouer, considérablement diminuée au point d'émergement de ces Eaux, parce que l'excès de ce gaz se dégage dans les dernières proportions de leur cours souterrain.

D'après cela, dans une bonne classification d'Eaux Minérales, celles qui nous occupent doivent être placées parmi les *Eaux carbonatées*, *à base terreuse*, *ferrugineuses*, si communes en France, et qui occupent principalement les plaines du nord et du midi, et les massifs du nord-est et du nord-ouest.

Le tableau suivant fait voir combien ces Eaux sont chargées de sels de fer, de chaux et de magnésie. Il renferme l'analyse de la plupart des principales sources acidules ferrugineuses de France, d'après les travaux des chimistes les plus recommandables.

	Carbonate et Crenate de fer.	Carbonate de chaux et de magnésie.
Saint-Pardoux (Allier)......	0,020	0,028
La Roche-Cardon (Rhône)...	0,031	0,328
Charbonnières (Rhône).....	0,041	0,056
Betaille (Corrèze)..........	0,032	0,048
Cassuéjouls (Aveyron)......	0,086	0,030
St-Félix des Paillières (Gard) .	0,049	0,088
Saint-Julien (Hérault)	0,020	0,700
Rieu-Majou (Hérault)	0,031	0,700
Bourrasol (Haute-Garonne)..	0,070	0,250
Saleich (Haute-Garonne)....	0,005	0,400
Bué (Hautes-Pyrénées).....	0,005	0,200
Orezza (Corse).............	0,128	0,625
Porta (Corse)..............	0,020	0,490
Alezani (Corse)	0,109	0,240
Oriol (Isère)...............	0,090	0,150
Saint-Christophe (Saône-et-L.)	0,070	0,040
Watweiller (Haut-Rhin)	0,015	0,470
Sultzbach (Haut-Rhin)......	0,023	0,500
Bussang (Vosges)	0,080	0,440
Nancy (Meurthe)...........	0,040	0,350
Auctoville (Calvados).......	0,014	0,320
Château-Gontier (Mayenne).	0,104	0,975
Martigné-Briand (M.-et-L.)..	0,040	0,103
Forges (Loire-Inférieure)....	0,019	0,019
Pornic (Loire-Inférieure)....	0,013	0,070
Dinan (Côtes-du-Nord).....	Comp. analogue.	
Aumale (Seine-Inférieure)...	0,170	0,057
Valmont (Seine-Inférieure) ..	0,005	0,290
Rançon (Seine-Inférieure)...	0,024	0,020
Forges (Seine-Inférieure)....	0,058	0,100
Mont-Lignon (Seine-et-Oise).	0,114	0,070
Castel-Jaloux (Lot-et-Gar.)..	0,048	0,450

L'Eau de Château-Gontier occupe, comme on le voit par ce tableau, un rang supérieur parmi toutes les Eaux acidules ferrugineuses froides de France.

Dans les massifs du nord-est et du nord-ouest, et dans les deux grandes régions de plaines qui entourent circulairement au nord et au sud la gibbosité centrale, on observe que, sous le rapport des éléments constitutionnels, dans les sources froides de ces régions, les carbonates l'emportent sur les chlorures et les sulfates; mais surtout l'élément calcaire sur l'élément sodique. Les Eaux de Château-Gontier ont cela de remarquable, et en quelque sorte d'exceptionnel, c'est qu'elles sont les seules où l'on remarque la prédominance des sulfates; prédominance qui permet de rapprocher leur composition de celles de Loësch, de Saint-Amand, et de celles de Sedlitz, de Seidschiitz, d'Epsom et de Pullna, qui aussi ont pour principe prédominant le sulfate de magnésie.

Telle est l'importance des Eaux de Château-Gontier au point de vue chimique.

Tant qu'à leur formation, elles sont évidemment le résultat de l'infiltration dans les couches perméables du sol d'une certaine portion des eaux pluviales qui, trouvant enfin une couche imperméable, en ont suivi le plan le plus supérieur jusqu'à ses affleurements. Dans son parcours souterrain, l'eau a dû se charger nécessairement de toutes les substances qu'elle a pu dissoudre, quelques-uns de ces élémens solubles se présentant tout formés dans les terrains, par exemple, le sulfate de chaux et le chlorure de sodium.

La faculté dissolvante des Eaux a dû nécessairement s'accroître dans une proportion considérable par la présence de l'acide carbonique, en donnant la faculté de dissoudre à l'état de bicarbonates les bases terreuses et métalliques, et, comme l'ont démontré MM. Fournet et Ebelmen, celle d'agir à froid et sous la pression ordinaire sur les minéraux silicatés, en entraînant des bicarbonates et de l'acide silicique.

CHAPITRE III.

PROPRIÉTÉS THÉRAPEUTIQUES DES EAUX MINÉRALES. — MODE D'ADMINISTRATION.

De nos jours, l'étude thérapeutique des Eaux Minérales a fait de rapides progrès. Les belles expériences de physiologie qu'a vues notre siècle, et qui ont jeté un si grand jour sur les fonctions d'absorption et d'assimilation dans l'homme sain comme dans l'homme malade, indiquent assez que tous ces phénomènes, bien que soumis à l'influence mystérieuse de la vie organique, donnent lieu à certaines réactions dont la chimie commence à entrevoir les éléments, et dont elle parvient même à reproduire quelques-unes. Guidés par ces lumières nouvelles, les médecins parviennent à démêler, dans l'action des Eaux Minérales (action qu'il est difficile de nier absolument), le concours de certaines forces physiques et de certains agents chimiques, tantôt pour activer certaines fonctions de la vie externe, tantôt pour éliminer de l'économie, par la voie de la transpiration, des principes morbides susceptibles de prendre les formes les plus variées; tantôt enfin pour résoudre, mieux encore pour prévenir s'il se peut, les sécrétions animales qui tendent souvent à se produire chez l'homme dans les dernières périodes de la vie.

Cependant, il faut bien le reconnaître, la chimie n'est elle-même entrée que récemment dans la voie dans laquelle elle est destinée à rendre à la thérapeutique des Eaux les services les plus signalés. En effet, tant qu'elle s'est bornée à constater ceux des éléments des sources minérales qui s'y trouvent avec une certaine abondance, elle a pu laisser échapper des principes qui, bien qu'en proportions extrêmement faibles, sont, peut-être, par l'énergie de leurs propriétés chimiques, les agents thérapeutiques les plus actifs, et peuvent servir à expliquer l'efficacité de telles ou telles Eaux, dans lesquelles l'analyse n'avait signalé jusqu'alors que des substances presqu'indifférentes.

Les témoignages des siècles, et les observations chimiques de nos jours, sont d'accord pour démontrer que les Eaux Minérales, prescrites à propos et employées à leurs sources, sont la médication la plus puissante contre les maladies chroniques, parce qu'elles agissent à la fois comme moyen hygiénique et comme moyen médicamenteux. C'est évidemment à cette heureuse association que l'on doit les succès remarquables qui sont parfois obtenus aux sources minérales.

L'action des Eaux Minérales se révèle par des effets physiologiques communs à toutes les sources, et par des effets spéciaux, suivant l'agrégat chimique prédominant. Entraîné par l'absorption jusque dans les ramifications les plus déliées du système vasculaire, le liquide minéral pénètre tous les tissus de l'économie, et leur communique un nouveau mouvement, une nouvelle vie, d'où résulte une excitation plus ou moins marquée de tout l'organisme.

Les Eaux acidules ferrugineuses de Château-Gontier ont cette propriété excitante commune à presque toutes les Eaux Minérales, et, de plus, elles ont pour agent d'action spéciale les sels de fer, les bicarbonates, et les sulfates de magnésie et de chaux, puis les chlorures et l'acide carbonique.

La quantité des sels de magnésie et de chaux leur donne une grande analogie de composition, sous ce rapport, avec les Eaux de Contrexeville et de Pougues (Nièvre). « Cette observation est quelque peu importante, si l'on veut bien remarquer 1° que ces deux sources sont les seules qui aient une grande réputation dans le traitement des maladies des organes génito-urinaires; 2° que l'élément principal, le carbonate de chaux, se retrouve comme partie essentielle dans tous les remèdes vantés contre la gravelle : les coquilles d'escargot de Pline, l'eau de chaux de Witt, le fameux spécifique de Stevens, composé de coquilles d'œufs et de quelques diurétiques ; 3° enfin, que pour le célèbre Brandes, la magnésie était la médecine héroïque de la gravelle. » (Du Crosant. Eaux de Pouges [Nièvre].)

Ces deux sels ont en outre l'avantage de

pouvoir être pris sans aucune espèce de danger pour les voies digestives, tandis que les carbonates de soude et de potasse, parties actives des Eaux de Wichy, Luxueil, Néris, etc., sont beaucoup moins innocentes.

Les sels de magnésie et de chaux, en outre des sels de fer, sont aussi la cause des merveilleux effets de l'Eau de Château-Gontier dans le traitement des affections de l'estomac, puisqu'ils sont aussi la base des médicaments très-anciennement renommés contre les maladies des voies digestives, par exemple, la poudre d'yeux d'écrévisses, etc..... et, dans ces derniers temps, le saccharate de chaux, que M. Trousseau a employé avec le plus grand succès contre les diarrhées chroniques des enfants.

Après ces sels viennent, comme agent thérapeutique, les crenates, apocrenates et carbonates de fer, qui existent en si grande abondance. Ces sels de fer donnent à ces Eaux toutes les propriétés particulières aux préparations ferrugineuses.

Chacun sait que le fer est un des principaux éléments du sang, et que sa diminution entraîne des accidents qui disparaissent sous l'influence des préparations ferrugineuses, et c'est à ce titre que se recommandent les Eaux ferrugineuses dont la vogue s'est notablement accrue depuis quelque temps. Il est généralement reconnu que le fer augmente la plasticité du sang, sa coloration, et qu'à cet égard il est un puissant modificateur de l'organisme.

Dans les Eaux de Château-Gontier, la combinaison de l'oxyde de fer avec les acides carbonique et crenique, imprime à ce métal une certaine modification, de sorte que son action tonique en paraît accrue et que la digestion en est manifestement plus active. Les autres sels et les autres principes constituant de ces Eaux, en facilitant la dissolution du fer dans les liquides du corps humain, le rendent plus assimilable et augmentent l'étendue de son pouvoir curatif. C'est ce qui explique pourquoi des malades, que des préparations artificielles de fer n'avaient pu rendre à la santé, ont été guéris assez promptement par l'usage de ces sources.

Les Eaux de Château-Gontier sont donc chargées des principes les plus nécessaires à la thérapeutique. Nous allons d'abord signaler leurs effets sur l'homme sain et nous étudierons ensuite leur emploi médical.

L'action de ces Eaux se manifeste principalement sur l'appareil digestif et sur l'appareil genito-urinaire. Ingérées à jeûn, seules, à la dose de quelques verres, elles produisent chez les personnes bien constituées et d'une digestion habituellement parfaite une sensation de pesanteur marquée et déterminent des éructations gazeuses variables. Prises pendant le repas, coupées avec du vin rouge, elles n'offrent pas cette particularité; elles paraissent au contraire aider la digestion et augmenter l'appétit.

Prises à haute dose, c'est-à-dire de six à dix verres par jour et au-delà, la pesanteur d'estomac très-marquée d'abord disparaît bientôt; il se forme des gaz en plus ou moins grande quantité dans l'intestin, quelques coliques surviennent et donnent lieu à quelques selles liquides et noirâtres.

L'action de ces Eaux sur les reins n'est pas moins manifeste. La sécrétion urinaire est augmentée et produit une urine claire, limpide, qui présente à l'examen les phénomènes suivants : abandonnée à l'air libre, elle paraît conserver tous les caractères de l'urine normale; elle devient alcaline et produit une vive effervescence avec les acides.

Sa surface se couvre d'une pellicule blanche et en même temps il se forme de petits cristaux de phosphates ammoniaco-magnésiens très-abondants qui ne tardent pas à déposer sur les parois et au fond du vase. L'analyse ne démontre aucune trace de fer; mais elle permet de constater une augmentation sensible d'urée. Après plusieurs jours de l'usage de ces Eaux à haute dose les effets sont plus marqués; sous leur influence le pouls devient plus fort, les menstrues et le flux hémorrhoïdal coulent avec plus d'abondance; toute l'économie acquiert un caractère de force et de bien-être qui se traduit au dehors par un teint plus clair, plus vif, plus coloré et par une augmentation d'énergie musculaire.

Les eaux minérales doivent être bues à la source, autant que possible, parce que là seulement elles peuvent être prises dans toute leur pureté. On les boit le matin et dans la journée à des doses variables (de quatre à douze verres), suivant une foule de circonstances que le médecin est seul capable d'apprécier. Ainsi, il y a des malades qui éprouvent des pesanteurs considérables d'estomac en prenant les Eaux d'une manière inconsidérée; d'autres éprouvent des nausées, une lassitude générale, et quelques-uns, pour les supporter, se trouvent bien de les couper avec du lait ou une tisane amère. Souvent on observe des malades qui abusent de ces Eaux et qui voient des flueurs blanches ou des blennorrhées prendre un caractère momentanément aigu.

Pendant long-temps les sources ferrugineuses froides ont été peu fréquentées, parce qu'on ne les utilisait pas en bains et en douches, qui sont devenus un besoin de notre époque; maintenant on les emploie sous ces formes en élevant leur température à l'aide de la vapeur que l'on distribue au moyen de tuyaux en fer qu'on fait serpenter à travers la masse du liquide minéral contenu dans un vase clos. Cette caléfaction artificielle n'enlève pas à l'Eau son principe ferrugineux; les bains ainsi préparés sont très-aptes à fortifier, raffermir les tissus, et secondent puissamment le pouvoir médicinal de l'Eau en boisson dans la cure des engorgements articulaires et des maladies chroniques qui dépendent de l'atonie. Ces bains déposent une légère couche ocracée sur les parois de la baignoire, sur le linge et sur toutes les parties du corps soumises à l'immersion ; il se produit à la peau une impression styptique qui fortifie le malade.

Cependant l'action de ces bains a été et est encore singulièrement contestée. Les uns, soutenant que les sels ne sont point absorbés par la peau, et ne voyant plus dans ces sortes de bains que des bains simples, tièdes, plutôt débilitants que fortifiants, rejettent complètement les bains ferrugineux. Les autres, pensant au contraire que la température élevée de ces bains favorise l'absorption des sels, en exagèrent parfois l'efficacité. Ces opinions extrêmes ne doivent pas être rejetées complètement, et pour les apprécier il suffit d'examiner ce qui se passe physiologiquement dans les bains à une température élevée. Personne n'ignore que dans le traitement thermal il existe une série d'éléments dont chacun a son rôle et son importance, du concours et de la combinaison bien entendue desquels dépend le succès des cures. Ces éléments, qui sont : la température des Eaux, leur composition chimique, leur densité ou le degré de concentration de leurs principes constituants, la méthode et les procédés dans l'application, et enfin les conditions hygiéniques dans lesquelles se trouve placé le malade, n'étant pas tous connus également ont jeté pendant long-temps une grande incertitude dans l'esprit des physiologistes.

M. le docteur Kuhn, de Niederbronn, dans un remarquable travail, récemment publié, a soulevé une grande partie de ces incertitudes par des recherches savantes sur le rôle qui est dévolu, dans les bains, à la température des Eaux, à leur densité, à leur degré de saturation, et partant, au phénomène de l'endosmose qui se produit. Voici d'ailleurs les conclusions de ce travail, relativement au mouvement diffusionnel qui se fait dans les bains.

« 1° La force de l'endosmose se révèle partout dans l'action des bains, mais nulle part elle n'existe comme force indépendante; partout on la voit dominée, subjuguée par une loi de conservation, le maintien du degré thermométrique du sang;

» 2° Dans les bains, le mouvement diffusionnel de l'Eau a toujours une direction opposée à celui des sels; dès que l'une est exhalée, les autres sont absorbées, *et vice versâ ;*

» 3° Les bains chauds provoquent l'exhalation des parties aqueuses du sang, les bains frais sollicitent l'absorption de l'eau. Les bains simplement tièdes ou indifférents déterminent une espèce de stase dans les mouvemens de l'eau, et l'exhalation ainsi que l'absorption vont en augmentant à mesure que la température du bain s'écarte de l'indifférente : celle-ci constitue par conséquent la limite ou l'absorption cesse et ou l'exhalation commence. Mais les mouvements de l'eau (exhalation et absorption) se restreignent et s'affaiblissent à mesure que le bain devient plus saturé de sels ;

» 4° Les bains chauds favorisent l'introduction des sels dans la masse du sang ; les bains frais tendent à l'enrayer. La quantité de sels absorbés est toujours en raison du degré de la saturation du bain ;

» 5° Les bains frais favorisent l'exhalation des principes salins du sang ; les bains chauds l'arrêtent. Cette exhalation saline est toujours en raison du degré de pureté de l'eau, et s'affaiblit à mesure que le bain devient plus saturé ;

» 6° Au terme de l'indifférente, il y a équilibre dans l'échange qui se fait entre les sels du bain et ceux du sang ;

»7° Les bains chauds, en chargeant de sels la masse sanguine, et en enlevant à celle-ci de son eau, la rendent plus dense, plus saturée, plus âcre, et deviennent ainsi un puissant moyen d'excitation;

»8° Les bains frais, en enlevant des sels à la masse sanguine, et en y introduisant de l'eau, rendent le sang plus aqueux, en diminuent la densité, et deviennent ainsi un moyen de sédation. Plus l'eau est pure, et plus le bain devient calmant;

»9° A égalité de température, les bains d'eau douce donnent une sensation plus vive de froid ou de chaud que les bains saturés de sels. Aussi, l'indifférente présente-t-elle, à l'échelle thermométrique, un chiffre d'autant plus bas que l'eau du bain a une densité saline plus forte. »

Bien que ce remarquable travail n'ait été fait qu'en vue des eaux salines de Niederbronn, dont voici la composition :

Chlorure de sodium	3,070
— de magnésium	0,288
Sulfate de chaux	0,090
— de potasse	0,000
Carbonate de chaux	0,120
— de magnésie	Traces.

Bromure de sodium	0,040
— de magnésium	0,260
Chlorure de potassium	0,260
Carbonate de fer	0,091
Silicate de soude	Traces.

le travail de M. le docteur Kühn n'en peut pas moins être appliqué à toutes les autres Eaux qui contiennent les sels ci-dessus, et en particulier aux Eaux qui nous occupent.

Les Eaux de Château-Gontier, élevées à une certaine température, peuvent donc être administrées en bains. La plupart des sels qu'elles contiennent, et principalement les chlorures et les sulfates, suivent rapidement le mouvement diffusionnel; les sels de fer, très-solubles, suivent à un degré moindre ce mouvement, mais, d'autre part, ils impriment au derme une action remarquable que l'on utilise dans certaines maladies de peau et certaines débilités générales.

Ces Eaux sont également employées en injections et en douches dans les blennorrhées, les flueurs blanches et les affections asthéniques de la matrice. Enfin, elles peuvent être employées en lavements, et deviennent, par ce nouveau mode d'administration, un auxiliaire utile à la boisson dans les maladies chroniques des viscères abdominaux. Ces lavements n'agissent pas seulement en provoquant l'évacuation des matières fécales : ils ont encore un effet plus important, celui de présenter les principes minéralisateurs à l'absorption du système de la veine porte, et de la mettre en contact direct avec l'organe engorgé.

Les dépôts abondants que renferment les bassins des sources sont préconisés contre les engorgements glandulaires et articulaires, ils remplacent avantageusement la *boue de rémouleur* jadis si vantée.

Le docteur Bayard a, en outre, utilisé l'excédant des Eaux minérales, en les laissant déposer, sur des plaques de zing, les sels qu'elles contiennent. Ces dépôts, mélangés à du sucre, servent à confectionner des pastilles agréables au goût, d'une facile digestion, et dont l'usage peut être heureusement combiné à celui de l'Eau en boisson.

D'après ces propriétés, il est facile de concevoir toutes les ressources que les malades peuvent retirer de l'usage de ces Eaux. Ils peuvent donner à leurs organes affaiblis tout le stimulus nécessaire pour que leurs fonctions s'accomplissent normalement, et, de plus, trouvent, dans les sels en dissolution dans ces Eaux, des éléments d'une assimilation facile et efficace pour reconstituer les principes immédiats qu'ils ont perdus.

Les Eaux de Château-Gontier sont donc toniques et stimulantes. Elles sont indiquées dans certaines maladies constitutionnelles ou diathésiques qui entraînent certaines altérations du sang, et dans certaines affections locales de l'estomac, de l'intestin et de l'appareil génito-urinaire.

CHAPITRE V.

EMPLOI DES EAUX MINÉRALES DANS LES DIATHÈSES.

Nous allons d'abord examiner l'emploi des Eaux minérales dans les maladies constitutionnelles ou diathésiques, lesquelles entraînent toujours des *altérations des liquides du corps humain.* Voici en quelques mots le résumé des principales altérations que la médication thermale peut combattre.

Les liquides du corps humain sont de deux sortes : producteurs ou composants, (la lymphe, le chyle, le sang); produits secrétés ou décomposants. Il y a de plus ce qu'on pourrait appeler l'eau de constitution des solides, qu'il est facile de démontrer dans les parties les plus dures de l'économie, les os, qui perdent considérablement de leur poids par la calcination.

Tout solide a été liquide.

Tout le corps passe et repasse par le sang.

Ces deux propositions qui n'en font qu'une montrent toute l'importance du premier des liquides organiques.

D'après cela, toute maladie constitutionnelle est nécessairement dans le sang; toute diathèse est dans le sang, et doit être rapportée au sang. (On appelle diathèse un état acquis et non une prédisposition; ainsi il y a la diathèse scrofuleuse, tuberculeuse, syphilitique, cancéreuse, etc. Il y a sans doute une diathèse rhumatismale, et pour celle-ci on dirait que les solides sont affectés; mais s'ils le sont, à quoi le doivent-ils? A ce qui les a formés, à ce qui les renouvelle, au sang.)

La connaissance du sang est donc de première nécessité, si l'on veut traiter avec quelques chances de succès les maladies diathésiques; aussi, depuis quelques années l'étude du sang normal et du sang dans l'état de maladie, a-t-elle été poussée très-loin.

Rappelons, en quelques mots, et pour n'y plus revenir, ce que c'est que le sang, sa composition et quelques-unes de ses altérations, que peut combattre avantageusement l'emploi des Eaux. Chez les animaux supérieurs, chez l'homme en particulier, le sang au point de vue statique n'est que de l'eau tenant en dissolution ou en suspension de la fibrine, de l'albumine, des globules, d'autres substances, notamment des sels, et contenant des gaz à l'état libre.

Au point de vue physiologique, le sang, par l'oxygène que la respiration y introduit, est le *grand excitateur vital.* « Le sang, dit Muller, est un liquide qui contient les substances nécessaires à la formation de toutes les parties du corps. »

Eu égard à la nutrition, on peut considérer le sang comme un intermédiaire entre la nature et l'être constitué, opérant des changements continuels de l'un à l'autre, (Marchal). Enfin au point de vue pathologique, le sang joue un rôle immense, incalculable. Il est susceptible d'une foule d'altérations, à ce point que l'hématologie pathologique forme incontestablement la plus grande et la plus importante section de l'antropologie. Qu'il nous suffise de dire que la peste, le typhus, la fièvre jaune, la fièvre typhoïde, le choléra, etc., se lient à un état morbide du sang qui semble les dominer. Aussi les hommes les plus intelligens de notre époque se sont-ils occupés avec le plus grand soin d'hématologie. MM. Donné et Lebert, à l'aide du microscope, ont étudié la circulation capillaire et l'état des globules; MM. Andral et Gavarret, et plus récemment MM. Becquerel et Rodier nous ont donné des analyses exactes de la composition du sang à l'état sain et à l'état morbide.

La connaissance du tableau suivant fera saisir plus facilement les altérations que peuvent subir chacune des parties constituantes du sang dans l'un et l'autre sexe, et permettra d'en tirer des données pratiques pour la thérapeutique que nous voulons exposer:

*

Tableau comparatif offrant la composition, en moyenne, de 1,000 grammes de sang normal chez l'homme, chez la femme à l'état ordinaire, et chez la femme grosse, d'après MM. Becquerel et Rodier.

	Hommes.	Femmes.	Fem. grosses.
Densité du sang défibriné.	1060,2	1057,5	1051,5
— — serum. .	1028	1027,1	1025,5
Eau.	779	791,1	801,6
Globules.	141,1	127,1	111,8
Albumine.	69,4	70,5	66,1
Fibrine	2,2	2,2	3,5
Matières extractives et sels libres	6,8	7,4	6,6
Matière grasse	1,600	1,620	1,922
Seroline	0,020	0,020	variable.
Matière grasse phosphorée	0,488	0,464	0,646
Cholesterine.	0,088	0,090	0,061
Savon.	1,004	1,046	1,195
Sur 1,000 grammes de sang calciné.			
Chlorure de sodium. . .	3,1	3,9	3,2
Sels solubles.	2,5	2,4	2,4
Phosphates	0,334	0,354	0,425
Fer.	0,565	0,541	0,449

On voit par ce tableau que l'eau est notablement plus abondante dans le sang de la femme que dans celui de l'homme, et plus abondante chez la femme grosse que chez la femme dans son état ordinaire; comme si la nature, pour la formation du nouvel être, avait besoin en quelque sorte de délayer le ciment. En outre, on voit que la femme par rapport à l'homme est hydroëmique (*udor* eau, *aïma* sang), et que l'homme par rapport à la femme est cruorique (*cruor* globule, matière colorante du sang). Aussi a-t-on fondé sur cette différence la nouvelle doctrine des tempéraments, dans laquelle on ne reconnaît que le tempérament féminin ou *hydroëmique*, et le tempérament masculin ou *cruorique*. On rejette le tempérament dit lymphatique. Qu'est-ce en effet que le tempérament lymphatique? Qui a jamais évalué la quantité de la lymphe? Cette désignation n'est point rigoureuse, elle ne répond pas à une idée précise; quand on considère que le tempérament dit lymphatique est, de l'avis commun, le tempérament général chez la femme, et que chez la femme aussi il y a plus d'eau dans le sang; on voit que le tempérament lymphatique des auteurs n'est autre que le tempérament hydroëmique.

Le tempérament nerveux des auteurs est aussi le tempérament commun chez la femme, en sorte que la femme est nervoso-hydroëmique; cette coïncidence n'a rien de surprenant, elle est forcée au contraire. En supposant qu'il y ait un fluide nerveux, on peut dire que les deux fluides, sanguins et nerveux, se font équilibre, et que lorsque l'un des deux, le premier (le sang) s'appauvrit, l'autre tombe dans les excès, dans le désordre. (Exemple : les névralgies chlorotiques.) Reste comme tempérament principal, le tempérament bilieux, dû à la prédominance des matériaux constitutifs de la bile, en particulier de la matière colorante dans le sang. Tous les tempéraments se rapportent donc au sang, avec plus d'eau on a le tempérament hydroëmique, qui implique généralement le tempérament nerveux ; avec plus de globules on a le tempérament cruorique, qui exclut le plus souvent le tempérament nerveux ; enfin avec plus de matériaux constitutifs de la bile dans le sang on a le tempérament bilieux. Peut-être certaines conditions statiques du système nerveux peuvent avoir pour effet de produire l'ensemble de circonstances auquel on donne le nom de tempérament nerveux, mais à ce point on tombe dans le vague et dans l'arbitraire.

Ces considérations méritent d'être rappelées ici, elles importent quelque peu dans l'exposé de toute médication thermale, et notamment dans la médication ferrugineuse, si vantée et si favorable chez les personnes d'un tempérament lymphatique et nerveux.

Chaque tempérament, quel qu'il soit, peut éprouver des altérations dans la qualité ou la quantité du sang, ce qui fait qu'au bout d'un certain temps, et suivant la gravité de l'altération, le tempérament peut se trouver singulièrement modifié. C'est ce que nous observons tous les jours dans la pratique.

Le sang peut être altéré dans ses principaux éléments et dans sa masse, ainsi l'eau du sang peut être augmentée ou diminuée. Elle est augmentée dans l'anémie; M. Andral a cité l'exemple d'une femme chez laquelle l'eau s'élevait à la proportion énorme de 910 millièmes, à la suite d'hémorrhagies successives; alors il y avait aussi abaissement considérable du chiffre des globules, ce qui fait que l'excès d'eau était relatif, (hyperhydroëmie relative.) L'excès absolu d'eau peut d'ailleurs exister, car on cite des cas de plethore séreuse, hyperhydroëmie absolue.)

L'eau peut aussi diminuer notablement d'une manière absolue (hypohydroëmie). C'est ce qui s'observe dans le choléra et dans la suette, deux maladies dont M. Nonat a fait il y a déjà longtemps ressortir les points de contact, et dans lesquelles l'eau du sang éprouve très-rapidement des pertes considérables. Dans le choléra, par les vomissements et les selles; dans la suette, par les sueurs. On sait que dans le choléra, le sang privé d'une si grande quantité de sérum, perd sa fluidité et, semblable à de la gelée de groseilles, éprouve un ralentissement croissant dans son cours ou même cesse de couler.

De toutes les altérations du sang, celles qui portent sur les globules sont les plus communes et celles qui se présentent le plus fréquemment aux Eaux minérales. Les globules du sang peuvent être augmentés ou diminués.

Lorsqu'ils sont augmentés (hyper-chalybémie, Piorry.) c'est-à-dire lorsqu'ils sont au-dessus de la moyenne, et, seulement alors, M. Andral dit qu'il y a pléthore. Quand la proportion de globules est sensiblement inférieure à la moyenne, on dit qu'il y a anémie (hypo-chalybémie), expression vicieuse, puisque rigoureusement elle signifie : privation du sang (*a, aïma*). La diminution de globules peut être portée très-loin; M. Andral a observé deux cas dans lesquels chez l'un la masse globulaire était tombée à 21, c'était un cas d'*anémie consécutive*, chez l'autre (un *chlorotique*, *anémie primitive*,) le chiffre des globules était tombé à 28. Comme c'est à ces deux sortes d'altérations que nous avons le plus souvent opposé la médication thermale, définissons tout de suite ces termes d'anémie primitive et d'anémie consécutive, pour ne pas laisser d'obscurité.

L'anémie primitive est celle dans laquelle la diminution de globules a lieu sans cause connue, c'est pourquoi on l'a appelée anémie spontanée. L'anémie consécutive est celle qui survient sous l'influence de circonstances appréciables.

Voyons d'abord quel résultat nous a donné le traitement par les Eaux de Château-Gontier dans la chlorose, puis nous l'examinerons ensuite dans l'anémie, affection, comme nous venons de le voir, caractérisée également par les mêmes altérations que la première. Ces deux états pathologiques rentrent d'ailleurs l'un dans l'autre, celui-ci est genre et celui-là espèce; rien donc d'étonnant si la même médication leur est opposée.

CHAPITRE VI.

EMPLOI DES EAUX MINÉRALES DANS LA CHLOROSE.

Chlorose. — *Leucorrhée.* — *Stérilité.* — Parmi toutes les maladies qui se présentent chaque année aux Eaux ferrugineuses, la chlorose est sans contredit la plus fréquente, et celle qui, sous les diverses formes qu'elle peut affecter, obtient les meilleurs résultats. La composition des Eaux de Château-Gontier nous indique quelle doit être leur puissance contre ce genre d'altération. Les sels de chaux et de fer, qui dépassent plusieurs décigrammes par litre, sont en abondance plus que suffisante pour redonner au sang les principes immédiats qu'il a perdus, car les préparations de fer ne semblent être susceptibles d'être absorbées qu'en très-petites quantités. « Données à fortes doses, si elles » sont naturellement solubles ou susceptibles » de le devenir, elles ne pénètrent point dans » l'économie, mais elles exercent une action » locale et irritante sur les organes digestifs, » et provoquent alors des selles ou le vomis- » sement. » (C. G. Mitscherlich.)

Dans le traitement des Eaux, on suit la marche indiquée par M. Quevenne dans son remarquable mémoire sur la médication ferrugineuse; l'on introduit dans l'économie des quantités modérées de fer, et, en même tems, on aide l'assimilation de ce médicament en donnant aux malades une nourriture où prédominent les matières animales et le vin, et en activant les fonctions de la peau par les bains et les douches froides.

En agissant ainsi, on voit toujours l'état des chlorotiques s'amender rapidement. Les globules sanguins se reconstituent, et tous les symptômes subjectifs de l'affection disparaissent. Tous les symptômes de faiblesse dus à la diminution des qualités excitantes du sang, tous les symptômes de compression produits par la pléthore aqueuse, qui parfois accompagnent la diminution des globules, et les autres accidents nerveux qui se lient toujours à cet état, s'effacent promptement pour redonner aux malades le calme de la santé.

La chlorose à tous les degrés s'offre chaque jour aux Eaux de Château-Gontier; mais, le plus ordinairement, les malades n'y viennent guère qu'à un degré avancé de la maladie. Cela s'explique, parce que l'on considère encore cette affection comme n'ayant presque pas de gravité. Cependant la chlorose mérite de fixer toute l'attention du médecin; c'est une affection fort sérieuse, et dont beaucoup de femmes se souviennent toute leur vie, en ce sens qu'elles sont sans cesse sous l'imminence d'une récidive, ou bien, ce qui est plus commun, qu'elles conservent, avec les apparences de la santé, la plupart des troubles fonctionnels qui forment l'apanage de la chlorose; c'est ce qui a fait dire à M. Trousseau que la chlorose dominait toute la pathologie de la femme.

On doit donc s'empresser de combattre

énergiquement et avec obstination cette affection, et, pour cela, joindre aux ressources ordinaires de la thérapeutique toutes celles que l'hygiène peut offrir.

La plupart des malades dont nous avons pu suivre le traitement, présentaient les symptômes suivants : le visage était pâle, les lèvres et les gencives étaient lisses et décolorées, la langue était sans papilles et l'émail des dents terni. Il existait des hémicranies habituelles, de la dyspnée, de l'étouffement et des palpitations en montant les degrés d'un escalier. Il régnait, dans les fonctions digestives, les désordres les plus variés, depuis l'inertie (inappétence habituelle, nausées, disposition diarrhéique, amas de mucosité dans la gorge, etc.) jusqu'à la dyspeptie avec dégoût insurmontable pour la viande. Ces différents états avaient entraîné un amaigrissement notable, un affaiblissement des forces musculaires et un sentiment de fatigue continuel, surtout prononcé le matin. La menstruation se faisait rarement, incomplètement et parfois irrégulièrement; d'autrefois elle avait disparu accidentellement depuis long-temps déjà, et ne se rencontrait que tous les deux ou trois mois.

Le sang qu'elle fournissait était pâle, aqueux, et quelque fois entièrement altéré dans ses autres caractères physiques. Le caractère était également modifié, le plus souvent il était mélancolique et avait rarement conservé une certaine gaîté; la peau sensible au dernier point au refroidissement de l'atmosphère, et sèche. La chlorose à ce degré s'est rencontrée assez particulièrement chez les jeunes filles nouvellement réglées, fortes en apparence et très-faibles en réalité.

Quelques chlorotiques se sont présentées dans un état plus sérieux. Chez elles, la menstruation avait disparu depuis très-longtemps totalement, ou ne s'était jamais montrée qu'une seule fois, et encore incomplètement. Dans tous les cas, la disparution menstruelle avait été suivie d'une abondante leucorrhée, et avait successivement amené tous les phénomènes caractéristiques de la chlorose : névralgies, teint pâle, terreux, cachectique, inappétence ou appétits bizarres, gastralgies, serrement précordial, oppression, palpitations suivies de syncopes, souffle plus ou moins étendu dans l'arbre artériel, mélancolie, abattement profond, faiblesse musculaire, etc.

Plusieurs de ces chlorotiques, eu égard à l'intensité des battements du cœur et de leur dyspnée, avaient été traitées pour une affection de cœur. Quelques-unes étaient aux prises avec des symptômes hystériques d'une violence extrême, existant sous la forme de convulsions, de spasmes respiratoires, utérins, etc.

Toutes ces malades ont obtenu assez promptement la plus grande amélioration par l'usage des Eaux Minérales en boisson, prises à jeun et pendant le repas, et par celui des bains et des douches qui aident puissamment leur action. Voici comment nous procédions dans ces cas. On sait qu'en général la peau des chlorotiques est d'une extrême sensibilité; c'est là, sans doute, d'où vient le sentiment de terreur qui saisit quelques malades à l'idée de recevoir un bain froid. En effet, si l'on commence un traitement soit par des lotions froides, soit par des immersions ou des bains froids, elles sont très-désagréablement impressionnées, et éprouvent de la suffocation au plus haut degré; et quoique cette sensation diminue peu à peu au bout de quelques jours, il nous a paru rationnel, dans la majeure partie des chloroses, de commencer par quelques bains ferrugineux chauffés (30°-35° c.) de un quart d'heure à dix minutes, et de leur faire succéder des bains froids d'une brièveté extrême, en débutant par une minute chez les plus jeunes sujets, et n'allant pas chez les autres au-delà de quatre à cinq minutes. Avec ces dernières conditions, la réaction s'opère à un degré suffisant; les bains trop longs, trop continus, fatiguent promptement les chlorotiques et peuvent amener des accidents nerveux graves.

Les Eaux Minérales prises à dose convenable en boisson, aidées des bains, des frictions et surtout des douches froides, produisent des effets tels, dans la chlorose, qu'elles accélèrent d'emblée, pour ainsi dire, la venue de l'époque menstruelle quand elle retarde, ou qu'elles la font reparaître quand elle est interrompue, et, à plus forte raison, qu'elles la provoquent quand elle n'a pas existé. Les bains et les douches, dans ces cas, préparent ces résultats au retour de la circulation périphérique. Cette première action concourt efficacement à détruire les concentrations céphalalgiques et les engorgements viscéraux entretenus par la stase du sang dans la trame des organes, et à développer le réseau capillaire superficiel du visage, des lèvres et des gencives : ce qui donne aux chlorotiques, dans une proportion relative, l'expression de la santé.

En ralentissant la circulation centrale, les bains et les douches froides amoindrissent le souffle artériel et l'impulsion du cœur, et augmentent la liberté de respirer. Ils amendent encore les fonctions gastro-intestinales et la leucorrhée, d'où naissent bientôt l'appétit, la spontanéité des selles, l'embonpoint, et un accroissement de force et de vie; enfin, ils améliorent l'état moral, et remplacent la mélancolie habituelle par une gaîté et un sentiment de bonheur inaccoutumé.

C'est par ces modifications, dues à la fois aux Eaux Minérales prises *intus* et *extrà*, que les chlorotiques se montrent sanguinifiées, gagnent rapidement un degré marqué de tonicité générale, et que le liquide menstruel acquiert chez elles la somme de globules rouges qui étaient nécessaires pour que leur menstruation se rétablît, se complétât et fournît un sang convenablement hématosé.

Les effets des Eaux minérales sur les fonctions mensuelles des femmes ont été constatés du jour où ces Eaux ont été mises en usage contre leur maladie. Nous avons du reste observé que, chez les femmes de tout âge et de toute constitution, qui prenaient les Eaux pour des causes étrangères aux dérangemens de la menstruation, la venue de celle-ci est ordinairement accélérée de quelques jours. Cette accélération varie de trois à dix jours. Il n'est pas rare de voir chez les jeunes personnes récemment menstruées, ou des femmes bien portantes du reste, l'usage prolongé des Eaux minérales à haute dose, à une certaine époque de la saison, donner lieu à un écoulement de sang de peu d'importance et qui d'ailleurs s'arrête de lui-même.

Nous avons sous les yeux l'observation d'une dame chlorotique, d'âge adulte, qui prenait les Eaux en même temps que des bains presque froids, pendant le temps de sa rare menstruation, et qui obtenait chaque fois de cette pratique irrationnelle en apparence, un écoulement sanguin plus abondant et plus riche.

Une des organopathies liées à l'état général de la chlorose, les plus fréquentes et les plus rebelles aux traitemens, est sans contredit la leucorrhée. Nous en avons observé un grand nombre, et la plupart, avant d'être envoyées aux Eaux, avaient été traitées par les moyens usités des astringents et des toniques. Dans toutes les variétés de la leucorrhée, les douches froides dirigées autour du bassin, et les injections vaginales d'Eau Minérale pure, ou mitigée d'abord par des liquides mucilagineux, ont été associées à l'emploi de l'eau en bains ou en douches générales. Elles ont été souvent d'un effet utile, mais toutes les femmes qui se plaignaient de symptômes d'excitation marquée dans le vagin en ont été quelquefois irritées; il a fallu revenir aux bains minéraux tièdes.

Parmi toutes les leucorrhées, dont les Eaux Minérales ont fait disparaître les causes et les effets, il s'en est montré quelques-unes de rebelles à leur action thérapeutique. Rien ne pouvait rendre compte des différences qui nous étaient offertes sous ce rapport; elles ne pouvaient se trouver ni dans la nature ni dans la constitution des personnes, ni dans les notions fournies par l'examen local. Les Eaux Minérales paraissaient avoir une influence salutaire sur l'habitude extérieure des individus; mais la leucorrhée persistait, sauf de légères modifications dans ses caractères physiques. C'est alors que nous nous sommes bien trouvés de l'introduction dans le vagin de coton cardé, imbibé légèrement de boue minérale.

Longtemps on a vanté les Eaux Minérales ferrugineuses contre la stérilité des femmes. L'opinion du monde parle de cas de succès en ce genre avec une exagération qui altère ou détruit ce qu'ils ont de réel, car elle aime à croire aux actions spécifiques des moyens thérapeutiques. Nous avons des raisons, certes, de croire à l'efficacité des Eaux Minérales dans la stérilité; mais elles n'ont rien de spécifique, bien qu'on ne puisse souvent, dans l'obscurité qui entoure la physiologie des organes de la génération, se rendre compte, d'une manière tant soit peu satisfaisante, de la nature des modifications que ces organes reçoivent d'une telle action. Ce qu'il nous est donné de savoir dans beaucoup de cas, c'est qu'un état morbide quelconque de l'utérus est la cause évidente de la stérilité, et que les Eaux Minérales n'ont de prises sur celle-ci qu'en détruisant celui-là. On rencontre des femmes stériles parcequ'elles sont chlorotiques, qu'elles ont de la leucorrhée, des règles rares, trop abondantes ou trop rapprochées; qu'elles ont un déplacement ou un engorgement utérin, et qui cesse de l'être par la raison seule que l'usage des Eaux Minérales a fait disparaître ces conditions pathologiques.

CHAPITRE VII.

EMPLOI DES EAUX MINÉRALES DANS L'ANÉMIE.

Des différentes sortes d'anémie. — Anémie symptomatique. — Anémie idiopathique.

L'emploi des Eaux de Château-Gontier rend de très-grands services dans l'anémie ; cependant, il n'est pas indifférent d'en faire usage dans tous les cas. Il est facile de le comprendre en jetant les yeux sur les différents états pathologiques dans lesquels il y a anémie.

L'état désigné ordinairement sous ce nom est toujours consécutif, avons nous dit plus haut; ainsi, l'état de maladie, en général, diminue la somme des globules; c'est une loi déduite de l'observation par MM. Becquerel et Rodier, et qui s'explique par la diète, par les saignées, etc..... Dans les affections de l'estomac avec troubles notables de la digestion stomacale, surtout dans le cancer, la nutrition est atteinte à sa source, et l'on comprend que le chiffre des globules puisse s'abaisser considérablement. Sans qu'il existe une lésion gastrique, une alimentation insuffisante ou de mauvaise nature a nécessairement pour effet de diminuer la somme des globules dans le sang.

Dès que l'on constate la présence des tubercules dans les poumons, on constate également l'anémie à un certain degré; de telle sorte qu'il semble presque que la diminution des globules est une condition nécessaire au développement de ces productions hétéromorphes; mais il faut plutôt ici considérer l'anémie comme un effet naturel de l'obstacle naissant, que la présence des tubercules, à leur apparition, apporte à l'accomplissement de l'hématose. Ici, encore, c'est le *potulum vitæ* qui est diminué. L'anémie des phthisiques est sans doute pour beaucoup dans cette faiblesse musculaire qui compte dans le diagnostic de la pneumophymie commençante.

La saignée, les pertes de sang en général, accidentelles ou artificielles, diminuent le nombre des globules; c'est une loi solidement établie par MM. Andral et Gavarret, et que les recherches ultérieures de MM. Becquerel et Rodier n'ont fait que confirmer.

Dans toute cachexie, qu'elle soit produite par le tubercule, par le cancer, par l'intoxication saturnine (il y a une anémie saturnine), par la syphilis (il y a une anémie syphilitique), il y a diminution de globules. Il y a une cachexie consécutive aux fièvres intermittentes; ceux qui en sont affectés sont manifestement anémiques. On comprend très-bien que la rate étant engorgée, obstruée, impropre à remplir sa fonction, les globules diminuent.

Dans tous ces états qui produisent la même altération du sang, il est évident que les Eaux Minérales ne peuvent cependant pas être également employées. Si, dans la plupart, elles sont un remède héroïque, un adjuvant puissant, dans d'autres elles peuvent devenir funestes, sinon dès le commencement de la médication, du moins au bout d'un certain temps de leur usage, c'est ce qu'il nous importe d'examiner.

M. Trousseau, dans l'exposé de la médication tonique en général (*Traité de thérapeutique*, t. 1, p. 102), dit que dans les anémies symptômatiques que nous venons d'énumérer, le fer est presque toujours contre-indiqué. En général, si les considérations que le savant professeur émet à la suite de cette règle, sont vraies pour quelques espèces d'anémies, ce n'est certes qu'au point de vue de l'administration des ferrugineux proprement dits; mais les Eaux Minérales qui nous occupent ne doivent pas être regardées comme un liquide contenant simplement du fer en solution ou en suspension. La multiplicité et les proportions des principes minéraux et organiques qui les composent font que l'application de ces Eaux doit être très-étendue, et leurs effets très-complexes. Voilà pourquoi les Eaux de Château-Gontier, comme toutes les Eaux Minérales en général, échappent dans leurs modes d'administration aux lois de la thérapeutique ordinaire, lois qui ne s'adressent jamais qu'à une seule substance à la fois ; c'est ainsi que, dans les anémies que nous allons examiner, elles procurent tous les bons effets que produit le fer employé seul, sans en produire les inconvénients, grâce à l'état de solubilité des sels de fer, et à *leur proportion*, et grâce surtout aux autres sels de chaux, de magnésie et de soude. Rien donc d'étonnant si nous préconisons les Eaux Minérales dans un grand nombre d'espèces d'anémies, et particulièrement dans celles pour lesquelles on a proscrit le fer.

Ainsi, tous les praticiens s'élèvent aujourd'hui contre l'administration des ferrugineux pour remédier à l'anémie des phthisiques, dans la crainte de hâter la fonte des tubercules; nous partageons complètement cette manière de voir, et malgré cela, depuis plusieurs années, nous avons constamment donné les Eaux Minérales en boisson, en bains et en douches, à plusieurs malades déjà manifestement porteurs de tubercules, sans ramollissement. Nous avons toujours rétabli, plus ou moins, les fonctions digestives, activé l'énergie musculaire, et rendu un certain extérieur de bonne santé, sans causer aucune aggravation des symptômes préexistants. L'excitation produite à la peau par les bains et les douches, et la composition des Eaux, nous paraissent avoir toujours contribué puissamment, dans ces cas, à enrayer pendant un certain temps l'évolution fatale de cette triste maladie.

Le premier malade que nous avons soumis à ce genre de traitement était un jeune homme de vingt ans, d'un tempérament hydroëmique, d'une constitution faible, issu d'une mère phthisique. Il avait eu plusieurs affections catharrales dans son enfance, des glandes engorgées au cou, des écoulements chroniques par les oreilles, et, depuis plusieurs hivers, il s'enrhumait facilement et conservait des mois entiers des bronchites intenses. Le traitement fut commencé en mars 1854; les signes que portait le malade étaient alors les suivants : il y avait un amaigrissement notable, le teint était pâle, la poitrine étroite et les scapulum saillants, les forces considérablement diminuées. La toux éclatante, sonore, fréquente, parfois quinteuse, existait depuis environ quatre mois, et avait été suivie plusieurs fois d'hémoptysies. La respiration, obscure aux sommets des deux poumons, était bruyante dans le reste de l'étendue de cet organe; le sommet gauche surtout était le siége d'une matité caractéristique. L'appétit était nul, et parfois il survenait des vomissements après et avant le repas; enfin, il y avait une constipation opiniâtre, et une surexcitation nerveuse qui détruisait tout le repos de la nuit. Déjà, depuis long-temps, l'huile de foie de morue avait été administrée, et n'avait produit qu'une répugnance invincible pour ce médicament.

Le traitement consista en boissons d'Eau Minérale à jeun, et, pendant le repas, coupée avec du vin, une nourriture douce et tonique, des frictions générales rapides à l'aide d'un drap mouillé froid, qui furent promptement remplacées par des douches froides générales, d'une minute environ de durée.

Au bout de quelques jours de ce régime, le mieux était sensible. Les fonctions digestives étaient presque complètement rétablies, et le sommeil était meilleur; la toux avait un peu diminué, et il n'y avait plus de fièvre le soir, ni de crachement de sang.

Enfin, en juin, le malade fut forcé d'interrompre son traitement à son grand regret, car depuis deux mois il n'avait cessé d'avoir bon appétit, des digestions parfaites, et un sommeil réparateur que n'interrompait jamais la toux. Le teint meilleur, le regard plus animé, et un certain embonpoint témoignaient de l'heureux effet de cette manière d'agir sur la nutrition générale. L'état de la poitrine était bien à peu près le même, mais il est remarquable que les hémoptysies n'avaient pas reparu, et que la toux était devenue moins fréquente.

Plusieurs jeunes filles, dans une position analogue, ont éprouvé le même bienfait de ce traitement : n'ayant pu le leur faire prolonger plus long-temps, nous avons pu observer les récidives de symptômes au bout de six à huit mois d'interruption, et leur amendement sitôt qu'elles recommençaient à prendre les Eaux Minérales et les douches froides.

Ces faits sont sérieux; ils prouvent, d'une part, l'action positive de l'hydrothérapie sur les anémiques phthisiques, en leur permettant de lutter avec succès contre la diathèse qui les mine, action si heureusement décrite par M. Fleury (*Traité d'hydrothérapie*), et de l'autre, celle de l'Eau Minérale, qui en rétablissant les fonctions digestives facilite l'hématôse sans activer l'inflammation périphymique.

Il y a anémie dans toutes les convalescences des maladies diathésiques aiguës, ainsi dans la convalescence de la fièvre typhoïde, de la scarlatine, de la dyssenterie, etc., anémie qui est combattue avec succès par les Eaux Minérales, sans provoquer aucun phénomène d'irritation.

Dans la fièvre typhoïde, nous les avons employées dans des cas très-graves. Les malades les buvaient froides et par gorgées, dans le but de calmer des vomissements, et d'opérer un changement dans la nature et l'abondance du flux intestinal. Nous citerons l'exemple suivant :

X....., ouvrier chapelier, âgé de 18 ans, tempérament hydroëmique type, constitution faible, soumis depuis plusieurs mois à de mauvaises conditions hygiéniques, fut pris des premiers symptômes de la fièvre typhoïde, vers le milieu du mois de juin 1854. Rien de plus caractéristique que l'état typhique de ce malade, la stupeur et l'adynamie étaient extrêmes. Bientôt survint la pneumonie hypostatique, et l'estomac ne put bientôt supporter que des boissons mucilagineuses froides. Les préparations de quinquina étaient rejetées par le malade, et le système nerveux commençait déjà ses désordres, lorsque survint une hémorrhagie intestinale considérable qui acheva d'augmenter la faiblesse, le délire et la gastralgie. C'est alors que nous eûmes recours à l'Eau Minérale prise par gorgées, froide, de dix minutes en dix minutes; les vomissements se calmèrent promptement, et furent remplacés par des éructations gazeuses considérables. Dès le soir, nous pûmes faire supporter une potion contenant du perchlorure de fer (solution Pravaz), laquelle arrêta pendant trente-six heures l'exsudation hémorrhagique. Nous fûmes obligé de la renouveler pour faire justice d'un second accident plus grave encore que le premier. L'usage de l'Eau Minérale froide, en boisson, fut continué, et maintint toujours la bouche, qui était si mauvaise, en bon état, ainsi que l'estomac. Peu à peu la convalescence survint, et nous aidâmes puissamment l'assimilation des premiers aliments en augmentant les doses d'Eaux Minérales. Dès que le malade n'eut plus de fièvre et put sortir du lit, il fut soumis à des lotions tièdes rapides, puis froides, et enfin à des douches de un centimètre de diamètre et d'une force moyenne. La santé revint très-rapidement, car, d'un côté, le tube digestif n'éprouva aucun accident, et les bains et les douches ramenèrent promptement les forces musculaires, et combattirent rapidement les douleurs des membres dont se plaignent si souvent les convalescents de ces sortes de maladies.

Certes, en citant cette observation, nous ne prétendons pas préconiser les Eaux Minérales dans les fièvres typhoïdes; mais nous pensons que, dans certaines formes, leur emploi peut souvent rendre de grands services pour combattre quelques accidents, et aider puissamment la convalescence. Prises avec précaution, elles ne surchargent point l'estomac ni l'intestin : elles les stimulent sans les irriter.

Ces Eaux sont également employées en boisson et en bains, avec non moins de succès, contre l'anasarque qui survient si fréquemment dans la convalescence de la scarlatine. On sait que cet accident se déclare plus spécialement chez les enfants, dans les saisons froides, humides, et succède souvent à un refroidissement, quelquefois aussi sans cause déterminante appréciable. Les malades qui étaient dans un état satisfaisant se plaignent tout-à-coup de fatigue, de malaise, d'insomnie; la figure est pâle, bouffie, les paupières surtout sont tuméfiées; l'œdématie occupe bientôt les pieds, les mains, le scrotum, et envahit enfin toute l'habitude du corps. L'urine devient moins abondante, sa pesanteur spécifique est diminuée; elle est trouble, d'un rouge brun, et contient une plus ou moins grande quantité de sang; quelquefois elle est pâle, décolorée; si on la chauffe, ou si on verse une certaine quantité d'acide nitrique, on produit aussitôt un coagulum plus ou moins abondant formé par de l'albumine. Cet anasarque suit le plus souvent une marche chronique, il n'y a plus de fièvre, et la peau, presque froide, conserve facilement et long-temps l'impression du doigt. Beaucoup de malades vomissent, et ont de la diarrhée. Dans un pareil état, l'altération du sang est certaine; il y a diminution de l'albumine du sang, et en même temps abaissement considérable du chiffre des globules produit par la durée de l'état morbide et par l'albuminurie. Il était donc rationnel de songer à l'emploi des toniques et des stimulants dans ce cas, afin de rétablir l'intégrité des fonctions des reins, de la peau et du tube digestif. L'Eau Minérale employée en boissons et en bains chauffés, comme nous l'avons exposé plus haut, remplit parfaitement ces indications. Nous avons pu en observer l'action un grand nombre de fois. Le tube digestif était dans un état déplorable, la sécrétion urinaire était considérablement diminuée et renfermait une grande quantité d'albumine. Les Eaux prises en boissons, à doses graduées et croissantes, stimulèrent les reins et la vessie. L'urine devint plus abondante et plus limpide; la diarrhée persista quelque temps il est vrai; mais les vomissements disparurent promptement; l'estomac, stimulé dans son action, permit aux malades de supporter une nourriture douce et tonique. Les bains donnèrent à la peau plus d'activité, et ne contribuèrent pas peu à faire disparaître l'anasarque. Plus loin, nous nous occuperons spécialement des effets de ce traitement dans les hydropisies, et particulièrement dans l'albuminurie.

Les Eaux Minérales nous ont été très-utiles pour combattre les diarrhées chroniques rebelles qui succèdent à de véritables dyssenteries non épidémiques, assez communes dans les campagnes. Dans ces cas, les douleurs et le ténesme avaient persisté comme dans la forme aiguë; les matières excrétées non sanguinolentes avaient un aspect presque purulent et étaient très-fétides; le ventre était tendu, météorisé, l'appétit nul ou irrégulier. L'amaigrissement avait fait des progrès considérables, et il commençait à survenir un peu d'infiltration. Nous n'hésitons point à attribuer à l'usage des Eaux Minérales le prompt retour à la santé de ces malades. Au bout de quelques jours de leur usage, l'appétit revenait, et, en surveillant strictement la nature des aliments, on voyait les selles diminuer, les douleurs et le ténesme disparaître. Peu à peu l'embonpoint revenait, et le teint jaune terreux se changeait en coloration naturelle.

Dans ces anémies, nous ne pensons pas qu'un traitement ferrugineux, comme on l'emploie ordinairement, eût pu procurer le même résultat; bien plus, il nous paraît certain que les accidents contre lesquels M. Trousseau enseigne de se garder dans ces cas, auraient eu lieu en employant les préparations ferrugineuses proprement dites. Néanmoins, dans quelques autres anémies symptomatiques, les Eaux Minérales sont contre-indiquées; ainsi, dans les affections organiques de l'estomac et de l'intestin qui entraînent promptement une altération des globules du sang, leur usage en boisson amène presque toujours une aggravation des symptômes préexistants.

Dans l'anémie proprement dite, dans l'anémie idiopathique ou essentielle des auteurs, l'emploi des Eaux ferrugineuses est, parmi tous les moyens de traitement, le plus efficace. Dans ce cas, l'anémie, considérée comme une maladie tout-à-fait à part, et ne pouvant être rattachée à aucune lésion organique soit actuelle, soit passée, a le plus souvent pour cause des affections morales vives, des passions tristes dites concentrantes, dépressives, qui ont épuisé directement les forces nerveuses; alors la circulation générale et la circulation capillaire venant à languir, ont fait perdre au sang ses qualités physiologiques. Les sujets atteints de ce genre de maladie sont ordinairement nombreux dans la plupart des établissements d'Eaux Minérales, et y trouvent presque tous, sinon une guérison définitive, du moins une amélioration des plus promptes. Ces malades se présentent ordinairement avec les symptômes suivants : chez eux, la peau est d'une pâleur que tous les auteurs ont comparée à celle de la cire blanche vieillie, le visage est quelquefois bouffi, ainsi que les extrémités inférieures et supérieures ; la conjonctive, le revers des paupières, l'intérieur des lèvres, la bouche et la langue même, sont privés de leur couleur naturelle. Aucune ramification de vaisseaux capillaires ne paraît sur la conjonctive, les paupières ou les gencives ; aucune veine ne se rend sensible par sa couleur ni par sa saillie dans l'épaisseur de la peau, soit au bras, soit à l'avant-bras ou au dos de la main.

Ces individus sont sensibles au froid, ont le pouls faible et toujours fréquent ; ils sont oppressés dès qu'ils marchent ; ils éprouvent des palpitations et tombent souvent en syncope. Les bruits du cœur sont clairs et éclatants ; l'impulsion de l'organe est vive parfois, mais le plus souvent elle est faible, et s'accompagne d'un bruit de souffle au premier temps. L'auscultation médiate des principaux vaisseaux donne des résultats plus importants et plus curieux encore ; l'oreille perçoit, en effet, plusieurs espèces de bruit.

Le plus souvent ces anémiques accusent un sentiment de gêne et de malaise vers la région épigastrique; en même temps leur digestion se trouble, l'appétit se perd, et un dégoût souvent très-prononcé pour toute espèce d'aliment, ne fait encore qu'accroître la faiblesse des malades. On voit aussi chez les femmes différentes formes de gastralgie, de névroses quelquefois très-douloureuses, et qui finissent par produire une surexcitation morale très-vive. Chez quelques-uns il survient aussi des nausées et des vomissements que l'on doit rapporter à l'état du cerveau; car sans refuser de croire que l'inervation soit indispensable pour l'accomplissement des fonctions de l'estomac, on est fondé à admettre que l'absence, ou du moins la diminution des quantités du sang que ce viscère reçoit dans l'état normal, est aussi une des causes des troubles de la digestion. La constipation est très-ordinaire, et peut dépendre à la fois et de l'alimentation très-faible, et de la proportion très-petite des matières excrémentitielles et de la tension nerveuse générale.

Mais ce qui existe presque toujours chez ces malades, c'est le trouble des fonctions cérébrales; ils sont en proie à la stupeur, ils ont de la céphalalgie, des étourdissements, des vertiges, des tintements d'oreilles; tantôt c'est un engourdissement passager ou continuel qu'ils éprouvent dans les membres, tantôt les visions les plus bizarres, des hallucinations de la vue ou de l'ouïe.

Dans ces cas tous les médecins préconisent le fer, mais l'indication si évidente qu'elle soit ne peut pas toujours être remplie: l'état de l'estomac et celui des intestins, une susceptibilité qu'il est impossible de prévoir y peuvent mettre souvent un invincible obstacle. Le fer, le quinquina, les agents pharmaceutiques, ont ordinairement peu de prise sur ces anémiques; il leur faut un air vif et pur, l'exercice et une bonne alimentation. Mais souvent ces malades sont plongés dans un état de débilité tel, que leur emploi devient fort difficile ou même impossible; c'est alors que les Eaux Minérales sont employées avec le plus heureux succès. Sous leur influence, on voit l'appétit se développer, les digestions deviennent faciles, les forces renaissent, les palpitations et les accidents nerveux disparaissent, le teint se colore, la peau perd sa teinte morbide; chez les femmes l'écoulement menstruel rentre dans ses limites physiologiques, et les malades retrouvent une santé perdue depuis longtemps.

Les observations de ces genres de maladies sont nombreuses, et l'action des Eaux Minérales dans ces cas est si facile à comprendre qu'il nout paraît inutile de citer des exemples.

L'anémie symptomatique provenant à la suite d'hémorrhagies abondantes, soit spontanées, soit traumatiques, de saignées copieuses, d'applications fréquentes de sangsues, d'une alimentation insuffisante, se présente souvent aussi aux Eaux, et l'on obtient sur ces malades les mêmes succès, surtout en employant simultanément les Eaux en boisson et en bains.

Dans l'anémie, l'état moral du malade est le plus souvent un des plus grands obstacles à vaincre pour arriver promptement à une amélioration encourageante pour le malade; nul traitement ne peut mieux arriver à ce but que le traitement des Eaux Minérales. La variété des lieux et de l'atmosphère, la nourriture autre et le changement de sensations qu'éprouvent les malades dans les établissements qui entourent ces sources, sont des moyens adjuvants qui concourent puissamment à obtenir cet heureux résultat.

CHAPITRE VIII.

DE L'EMPLOI DES EAUX MINÉRALES DANS LES AFFECTIONS CONSTITUTIONNELLES DE L'ENFANCE.

Enfants faibles. — Enfants lymphatiques. — Enfants scrofuleux. — Enfants rachitiques. — Enfants nerveux, choréiques, etc...

Le traitement par les Eaux Minérales a, parmi tous les autres moyens de traitement, cet immense avantage, d'être à la fois un traitement hygiénique et un traitement curatif. C'est ce que l'on observe principalement dans son emploi dans les maladies de l'enfance.

Les enfants faibles et délicats en obtiennent le meilleur effet au point de vue hygiénique, par ce moyen ils peuvent en quelque sorte être prémunis contre la plupart des maladies auxquelles ils sont exposés, et les enfants qui sont atteints de certaines maladies qui occupent tout leur être, tout leur organisme, d'une diathèse scrofuleuse par exemple, trouvent en lui un précieux agent thérapeutique. Dans l'un et l'autre cas, les Eaux doivent être prises de diverses manières suivant les indications; généralement, on ne les administre presque jamais en boissons seulement, on insiste sur les bains ou les douches.

Ainsi, les enfants qui sont caractérisés habituellement par des yeux cernés, des paupières tuméfiées, quelquefois chassieuses, un teint ordinairement pâle ou louche, une expression de visage morne et triste, la peau brûlante, l'extrême vitesse du pouls, qui sont en même temps impressionnables, pusillanimes, à habitudes tranquilles, sans énergie pour le jeu, aussi bien que pour le travail, et dont l'intelligence est quelquefois attardée, retirent des effets remarquables de l'usage des Eaux Minérales. On observe souvent chez ces êtres chétifs l'appétit le plus souvent nul, les membres maigres et mous : le corps bien conformé quoique fluet et très-grêle, souvent attardé dans sa croissance; souvent aussi la faiblesse musculaire a rendu leurs attitudes vicieuses, et celles-ci simulent parfois une déviation vertébrale. L'Eau est administrée en boissons pour rétablir l'appétit; puis des bains ferrugineux, tièdes d'abord pour les êtres les plus faibles, et bientôt remplacés par des bains froids et des douches en pluie ou en jet sur le rachis, donnent en quelques mois les résultats les plus inespérés.

Les bains froids et les douches sont recommandés depuis longtemps dans ces cas; Floyer, en créant l'art d'administrer les bains froids, faisait une œuvre qu'il croyait destinée aux enfants. Depuis cet observateur, l'expérience a suffisamment prouvé que ces bains et ces douches développent le corps des enfants, fortifient leurs membres délicats, font fleurir leur santé, et les rendent capables de devenir des hommes utiles ou des mères robustes. De nos jours, on commence à comprendre qu'ils sont un des meilleurs moyens d'éducation physique, et qu'ils fournissent à ces petits êtres des éléments de résistance contre les prédispositions morbides qui leur sont habituelles.

L'usage des Eaux doit être aidé par un exercice journalier, la gymnastique rationellement pratiquée, et bientôt on remarque chez ces enfants que l'appétit a repris de l'activité, que la nutrition s'est améliorée et s'est élevée quelquefois jusqu'à un degré marqué d'embonpoint et d'allongement de la taille. A côté de ces effets dynamiques, on observe le ralentissement du pouls et une sédation sensible du système nerveux.

Il est une autre catégorie d'enfants chez lesquels les Eaux minérales exercent une action puissante, ce sont les enfants désignés habituellement par la dénomination de *lymphatiques.*

Ces enfants présentent ordinairement l'*habitus* extérieur suivant: front proéminent, cheveux blonds, yeux bleus, visage pâle ou rosé, lèvres tuméfiées, téguments fins, décolorés ou d'une teinte blafarde, embonpoint marqué quelquefois, mollesse des chairs, écoulement vulvaire ou faible leucorrhée, caractère apathique associé à un certain degré d'intelligence, constitution assez forte en apparence.

Quelques-uns de ces enfants ont de ces dispositions dites *humorales*, caractérisées par la fréquence des éruptions dépuratoires de la tête, des oreilles, du corps entier même, sous la forme de favus, de *gourme*, d'*urticaire*, etc., un certain nombre sont porteurs de glandes engorgées au cou.

Les Eaux Minérales prises à jeun et pendant le repas réussissent fort bien, avec les bains froids, à modifier dans ce cas la constitution. Les propriétés purgatives de ces Eaux sont alors heureusement mises à profit; on les fait boire à jeun, à dose élevée, et parfois on joint aux sels qu'elles contiennent de l'iodure de potassium iodurė. Cette manière d'agir nous a toujours réussi, et nous n'avons jamais été obligé de recourir à un autre traitement.

Jusqu'ici l'action des Eaux Minérales est toute simple, et l'on n'en conteste pas les effets obtenus avec l'aide des bains et d'une bonne hygiène; mais, dans les maladies constitutionnelles des enfants, dans les diathèses confirmées, dans la scrofule, le rachitisme, etc., il n'en est plus de même, et les praticiens rejettent en général l'usage des Eaux ferrugineuses.

Dans les affections scrofuleuses, le fer est banni par la plupart des thérapeutistes. Singulière chose! s'écrie M. Trousseau dans son traité de thérapeutique (t. I. p. 92.), le fer en général ne convient pas aux scrofuleux, ou au moins n'y réussit qu'incomplètement. C'est que dans les scrofules qui diffèrent de la chlorose, comme une anémie d'une autre espèce, les irritations scrofuleuses sont toujours imminentes et que le fer est très-propre à les déterminer chez ces sujets; d'autant que, comme dit Broussais, ils sont d'une étoffe très-irritable, précisément parce que leur diathèse engendre beaucoup de produits morbides dont la formation ne s'opère souvent pas sans des irritations et des suppurations spéciales comme leur cause.

Jamais les Eaux Minérales ne nous ont produit ces sortes d'accidents; loin de là, unies à l'iode, et employées chez les enfants contre les inflammations diathésiques, qui sont spécialement des manifestations phlegmasiques de la diathèse scrofuleuse, nous avons toujours vu ces inflammations céder assez promptement.

Ainsi, un enfant s'enrhume plusieurs fois tous les hivers; parfois le rhume s'élève au degré d'une bronchite intense avec fièvre, ou même il passe au degré de la pneumonie. On applique des sangsues, on met des vésicatoires, on donne des vomitifs, des purgatifs, on garde l'enfant à la maison; le mal passe et revient; la constitution s'affaiblit. Donnez alors à cet enfant de l'Eau Minérale en boisson, stimulez un peu les fonctions de la peau par des frictions humides ou des douches, et en même temps faites-lui prendre un verre chaque matin de la solution suivante :

Eau Minérale.	un litre.
Iode.	20 centigr.
Iodure de potassium .	40 centigr.

aidez ce traitement par un régime fortifiant, de l'exercice, et vous verrez disparaître ces bronchites réitérées dont la nature morbide se sert pour semer des tubercules.

Un autre enfant, ou le même, a le ventre dur et douloureux, il est constipé ou diarrhéique, au lieu du régime émollient qui est détestable dans ce cas, et des purgatifs qui cependant valent mieux sans toutefois sortir de la médication palliative; donnez de l'Eau Minérale iodurée, des bains minéraux, et le tube digestif rentrera dans les conditions normales.

Un autre enfant est pris d'une conjonctivite, d'une keratite qui durent longtemps, disparaissent et se reproduisent, ou bien d'un écoulement par l'oreille, produit par une inflammation des tégumens du conduit auditif externe, laquelle inflammation est d'un très-mauvais voisinage pour le temporal; un autre a des gerçures à la tête, un autre a un épaississement de la membrane muqueuse des fosses nasales, ou bien encore une petite fille a un catarrhe vaginal et tache son linge; conjonctivite, kératite, otorrhée, gourme, épaississement de la membrane muqueuse et catarrhe vaginal, sont autant de manifestations phlegmasiques à des degrés divers du même vice, de la même diathèse, et sont justiciables du même traitement. En ce moment même nous donnons des soins à une petite fille, très-grasse, blanche et rose, de très-belle apparence pour les gens du monde, et qui, de temps à autre, a la poitrine grasse, comme on dit, la respiration est gênée, et elle tousse par intervalles. C'est là un catarrhe bronchique, ou si l'on veut une légère phlegmasie bronchique avec hypersécrétion muqueuse; nous lui faisons suivre avec succès le traitement par les Eaux Minérales.

Eh bien! dans toutes ces inflammations, l'emploi des Eaux et de l'iode, loin de les augmenter les diminue, les guérit et combat fort heureusement la diathèse qui les a fait naître.

D'ailleurs, d'après les propriétés chimiques et thérapeutiques que nous avons exposées plus haut, il est rationnel d'employer les Eaux de Château-Gontier contre l'anémie scrofuleuse et contre les scrofules elles-mêmes; non point à titre de médicament spécifique, puisque l'iode jouit de cet avantageux monopole, mais à titre de médicament adjuvant de ce spécifique, et capable quelquefois de lui être heureusement substitué.

Il suffit pour se convaincre de leur utilité dans cette diathèse, d'examiner quelles sont les altérations que subit le sang des scrofuleux, et les troubles de fonctions qui en résultent.

Le sang des scrofuleux présente des altérations qui ont été bien décrites par différents auteurs. Kortum dit que le sang des scrofuleux se prend difficilement en caillot, qu'il est aqueux et prompt à entrer en dissolution. Bordeu fait remarquer qu'il est aqueux, moins rutilant, moins vif que celui des gens qui se portent bien; « il a beaucoup » de rapport avec le sang des filles qui ont » les pâles couleurs, et quelque ressemblance » avec le *sang des hydropiques*, c'est-à-dire » qu'il est moins travaillé. » Suivant Baumes, « le sang est moins animalisé, ses diverses parties sont moins intimement mixtionnées, et l'union plus faible des différents molécules qui le composent, lui donnent une apparence de ténuité, d'aquosité, de moindre consistance. » Les auteurs modernes n'ont fait que reproduire les remarques que nous venons d'emprunter à Kortum, Bordeu et Baumes. Le sang des scrofuleux a été étudié au microscope par M. Dubois (d'Amiens). Il dit aussi avoir constaté que le caillot est petit, sans consistance, lent à se former, et qu'il nage dans une sérosité abondante. Celle-ci est pauvre en albumine et en sels, et la proportion d'eau considérable.

On voit que le sang des scrofuleux se rapproche du sang des sujets affectés de chloro-anémie, et qu'il a subi un *appauvrissement très-marqué.*

Chez les scrofuleux, la digestion est souvent troublée; l'appétit est ordinairement irrégulier, tantôt nul, tantôt très-vif; beaucoup de malades ont des symptômes dyspeptiques, de l'inappétence pour certains aliments, des rapports aigres, des éructations. Kortum dit que les enfants scrofuleux sont disposés aux acides des premières voies et à des flux salivaires copieux; il ajoute, il est vrai, que ces accidents se manifestent surtout lorsque les malades ont des engorgements mesentériques. Il y a de fréquentes indigestions suivies de diarrhées, avec ou sans coliques, des borborygmes, des flatuosités et des sécrétions gazeuses, qui produisent le météorisme, et augmentent par intervalle la tension et le volume du ventre.

L'urine, suivant Fourcroy, contient une grande quantité de phosphate de chaux, de matière muqueuse et *peu d'urée*. Baumes a trouvé la même composition chimique. Quoi qu'il en soit, il est certain que l'urine offre d'assez grandes différences, suivant les altérations complexes et variées auxquelles donne lieu la diathèse scrofuleuse. M. Becquerel, qui a examiné avec le plus grand soin l'urine chez 72 jeunes filles scrofuleuses, a trouvé des caractères différents, suivant que les scrofules étaient avec ou sans fièvre; toutes les malades avaient ou des lésions du tissu osseux (carie, nécrose, tubercules), ou des ganglions lymphatiques suppurés. 1° Lorsque l'affection scrofuleuse était sans fièvre, l'urine était pâle, d'une faible densité, transparente, acide, tenant en suspension un nuage muqueux, et parfois disposée à devenir promptement alcaline; ne déposant pas d'acide urique, soit spontanément, soit par l'addition d'une petite quantité d'acide; dans deux cas elle contenait une petite proportion d'albumine, sans qu'il y eût maladie de Bright. Cette urine *anémique* se présente chez les enfants pâles, faibles, amaigris; l'urine est à peu près normale chez les enfants qui ont conservé leurs forces; 2° Lorsque l'affection scrofuleuse s'accompagne de fièvre, quelle que soit la cause de celle-ci, l'urine est *diminuée de quantité*, dense, colorée, très-acide, et laisse déposer de l'acide urique, soit spontanément, soit par l'addition d'acide. (Séméïotique des urines p. 302).

Les Eaux Minérales doivent donc agir puissamment par leurs propriétés toniques et stimulantes; elles rendent de grands services, surtout quand la constitution est appauvrie, soit par de longues suppurations, soit par l'effet d'une alimentation mauvaise et des autres agents de l'hygiène; et nous pensons qu'elles agissent sur la constitution du sang même, et qu'elles peuvent modifier heureusement ce fluide, dont l'altération joue un si grand rôle dans la production de la maladie : aussi, doit-on les administrer de très-bonne heure.

Les bains minéraux chauffés jouent un très-grand rôle dans la médication dont nous parlons, surtout chez les sujets qui n'offrent encore que les symptômes de la diathèse scrofuleuse, et lorsqu'ils ont des engorgements glandulaires, et nous ne comprenons pas que quelques médecins en redoutent de fâcheux effets dans ces cas.

L'usage des bains, uni à celui de la source à l'intérieur, fait peu à peu résoudre entièrement les tumeurs sans aucun phénomène critique, la grosseur des glandes diminuant progressivement sans causer de douleurs. A la température de 28° et au-delà, l'absorption des sels est rapide, et l'on s'assure facilement de la vérité du travail de M. le docteur Künn, sur le mouvement diffusionnel des bains. Lorsque ces bains ne réussissent pas, ce qui arrive quelquefois dans des engorgements anciens, indurés, dans les affections articulaires, on se trouve bien d'alterner l'usage de ces bains avec l'hydrothérapie ou seulement les douches froides, qui rendent alors les services les plus signalés.

Les scrofuleux en traitement aux Eaux Minérales, aident la médication thermale par une nourriture fortifiante composée de viandes noires et de légumes frais ; ils boivent, à leur repas, du vin rouge coupé avec l'Eau de la source. Il est essentiel pour eux de prendre un exercice régulier et journalier chaque fois que l'état général le permet, il faut qu'ils passent, autant que possible, plusieurs heures par jour en plein air, soit à jouer, soit à se promener, soit à faire de la gymnastique, et ces recommandations sont principalement applicables aux jeunes filles qui, dans l'état actuel de la civilisation, sont, pour la plupart, élevées comme des plantes de serre chaude, ce qui les rend souvent peu aptes aux occupations d'une vie active, et ce n'est guère qu'aux Eaux que toutes ces conditions peuvent être remplies.

Les scrofuleux que nous avons traités à l'établissement des Eaux Minérales étaient, en général, de jeunes sujets; chez eux, à divers degrés, la peau, les ganglions lymphatiques, les os et les articulations étaient le plus ordinairement atteints. Les dermatôses surtout ont été fréquentes; en général, elles avaient une tendance prononcée à l'exsudation purulente; elles accompagnaient toujours d'autres signes de la diathèse scrofuleuse, ou étaient seules occupant le cuir chevelu. Les engorgements ganglionnaires, dans la majorité des cas, appartenaient aux ganglions du cou; tantôt avec des caractères d'acuité, tels que la rougeur, la douleur et une sorte de rénitence qui faisait craindre l'abcession, tantôt ils ne formaient qu'un relief dur, compacte, lisse, arrondi, tout-à-fait insensible à la pression. D'autres fois, les glandes avaient suppuré et restaient fistuleuses, et l'orifice des fistules était formée par une peau amincie, rouge, indurée, et d'une apparence articulée.

Les arthropathies, qui sont une des manifestations fréquentes et, sans contredit, des plus graves de la diathèse scrofuleuse, ont été observées plusieurs fois aux Eaux Minérales, et, chaque fois, nous avons obtenu un succès marqué. Les malades souffraient depuis plusieurs années, et avaient déjà subi plusieurs traitements.

L'un d'eux, issu de parents scrofuleux, portait une arthrite du genou avec gonflement de la jointure, sans ulcération à la peau ni trajet fistuleux; un autre avait une arthrite tibio-tarsienne gauche, d'origine plus ancienne que la précédente, et beaucoup plus grave. La première céda au bout de deux mois de traitement, et l'état général fut amélioré d'une manière étonnante; la seconde, qui était caractérisée par un tissu fongueux, un écartement avec augmentation du volume des malléoles et une altération des os du métacarpe qui donnaient lieu a plusieurs petits trajets fistuleux, fut plus longue à s'amender, mais on y arriva au bout de six mois de soins.

Dans ces derniers cas, que nous rapporterons avec plus de détails ailleurs, les Eaux Minérales ne furent employées que très-peu de temps en bains, et l'on doit attribuer ces cures presqu'uniquement à l'hydrothérapie qui fut employée dès que l'état des malades fut amélioré par les bains. Les douches froides surtout jouèrent un des principaux rôles, et quiconque a lu les travaux de MM. Bonnet de Lyon et Fleury, ne sera pas étonné de ces succès.

Du rachitisme. — Nous ne voulons parler ici que du ramollissement osseux propre à l'enfance, et décrit par tous les auteurs sous le nom de rachitisme. Cette affection est caractérisée par une diminution de la substance terreuse, avec surabondance comparative de la substance organique, et par la mollesse et la souplesse des os, qui sont si grandes, que ces organes se courbent et se dévient par le poids du corps, par les tractions qu'on opère sur eux, ainsi que par la contraction musculaire. Un affaiblissement considérable de la constitution accompagne le plus ordinairement ce vice de nutrition, dû le plus souvent à une habitation humide et froide, à une nourriture grossière ou insuffisante, ou au défaut d'exercice, ainsi que l'a si bien démontré M. J. Guérin.

L'emploi des Eaux Minérales nous a paru remplir toutes les indications que nécessite le traitement rationnel de cette maladie. Si l'on jette un coup-d'œil sur le mode de transformation des tissus osseux, sur les symptômes généraux qui l'accompagnent, on comprendra facilement quels services ces Eaux peuvent rendre en réveillant l'appétit des petits malades, en facilitant les digestions, en régularisant les fonctions intestinales qui, la plupart du temps, sont dérangées, en activant la circulation, dans le torrent de laquelle elles introduisent les substances les plus propres à rétablir la nutrition osseuse. Les sels qui composent ces Eaux sont, en effet, très-propres à transformer en tissus compactes ces tissus *spongoïdes* formés aux dépens d'un sang altéré qui s'exude au travers des vaisseaux, et qui vont s'épancher dans les canaux médullaires et jusque sous les lamelles du tissu compacte. Il s'opère, sous cette influence, une véritable réossification que l'on a désignée dans ces cas sous le nom d'*éburnation rachitique.*

Aux Eaux, la vitalité des petits malades se ranime sous l'influence d'une bonne hygiène, de l'usage des toniques, de la gymnastique, des Eaux Minérales en boissons et en bains, et douches, soit froides, soit tièdes, soit en vapeurs (Voir *Méthode fumigatoire* de Rapou.). Ces moyens complexes donnent des résultats excellents, et presque jamais l'on n'est obligé d'avoir recours à l'huile de foie de morue, médicament de premier ordre, il est vrai, mais que la plupart des enfants ne prennent qu'avec dégoût.

Dans la première période de la maladie, l'Eau Minérale en bains est très-employée; puis, on l'administre en douches en arrosoir ou en jet unique, graduées depuis 31° centigrade jusqu'à 25°, pendant un temps qui varie de six minutes à un quart d'heure, sur la colonne vertébrale. L'action produite par ces douches est on ne peut plus favorable sur l'appareil ligamenteux de l'épine, aussi bien que sur les forces générales.

Dans la seconde période de la maladie, les douches sont données froides et concurremment avec l'Eau en boisson : elles ne tardent pas à amener une transformation remarquable dans la santé générale, et tant sur le système osseux que sur le système musculaire.

Enfants nerveux, choréiques. — Enfin, il est une classe d'enfants à visage pâle, aux yeux battus, aux paupières injectées, aux pupilles dilatées, sujets à de fréquentes céphalalgies et aux signes de congestions passagères à la tête, pour lesquels le régime des Eaux Minérales est très-efficace. Leurs actes digestifs ne manquent pas de normalité, ni même d'énergie, à part quelques instants de leur vie où se manifestent la langueur de l'appétit et quelques traces d'excitabilité des voies digestives.

Ces enfants ont le sommeil troublé; plusieurs passent une partie des nuits dans un état d'érection permanent, et manifestent une tendance à l'onanisme, qui exige autour d'eux une surveillance continue. Ils sont faibles, très-maigres, ils ont les tissus mous et une taille petite et grêle, et ceux qui ne sont point attardés dans leur accroissement restent minces et délicats. Ces sujets se caractérisent par une sorte d'ardeur maladive à jouer, et se montrent quelquefois prompts à se fatiguer; ils sont doués d'une humeur et d'une sensibilité vives, et d'une intelligence facile et précoce.

Beaucoup de ces enfants sont nés de parens enlevés jeunes par des maladies très-diverses, ou dans le cours d'une aliénation mentale, ou de mères nerveuses, minées par des flueurs blanches, et sortant à peine de l'enfance; aucun d'eux ne présente encore un état morbide dénommé : loin de là, la suractivité du système nerveux semble, le plus souvent, soustraire ces sujets à la maladie.

Il est prudent d'envoyer ces enfants aux Eaux, et de les soumettre à l'usage des bains, tièdes d'abord, puis froids. Pendant la durée de la saison, les effets des bains se font de bonne heure sentir chez ces enfants nerveux par le développement du système vasculaire du visage, par la détuméfaction des paupières, par une animation des yeux, particulière, et par la stimulation de l'appétit.

Quelques mois de traitement procurent à la santé de ces enfants d'évidents avantages, tels que l'amélioration du sommeil et de l'appétit, l'accroissement des forces musculaires et l'élévation des actes de la nutrition, d'où résultent définitivement l'allongement du corps, la force de résistance à l'action des fatigues.

Ces résultats sont, autant que possible, favorisés d'un côté par l'exercice, la gymnastique journalière et l'éloignement des études, et de l'autre par une nourriture fortifiante et souvent froide.

Nous ajouterons à cette catégorie celle d'enfants actuellement prédisposés aux maladies du cerveau. La prédisposition quand elle n'est pas accusée par l'existence antérieure de symptômes cérébraux, s'annonce par les caractères du volume et de la configuration du crâne, et surtout par certains rapports consensuels manifestés habituellement par le cerveau à chaque dérangement survenu dans la santé des enfants.

On a pour but en envoyant ces enfants aux Eaux Minérales de fortifier la constitution, de ranimer l'action du système nerveux dans les parties paralysées ou faibles, en tonifiant les fonctions musculaires, de rétablir de plus justes proportions entre la tête et les membres, et enfin de dériver le liquide sanguin du cerveau en le répartissant dans tout l'organisme.

— La chorée est, parmi les maladies spasmodiques de l'enfance, celle que l'on observe le plus ordinairement aux Eaux Minérales. La chorée récente est moins fréquente que celle qui est ancienne, mais elle est susceptible également d'une grande amélioration. Nous en avons observé un seul cas ; elle était caractérisée par un désordre musculaire auquel n'échappait aucune partie du corps ; et alors, la tête, les yeux, la langue, les organes vocaux, les membres, le tronc tout entier, étaient le siége de mouvements involontaires d'une irrégularité extrême. Les bains froids et tièdes, ou de simples immersions nous servirent dans ce cas à réduire en peu de temps la maladie à des proportions minimes.

La chorée ancienne ou chronique s'observe plus souvent; tous ceux qui sont venus subir des traitements dirigés par nos confrères ou par nous, étaient affaiblis plus ou moins dans leur constitution. La maladie se bornait à quelques muscles seulement et à des mouvements peu intenses.

Les bains minéraux presque froids, et les immersions, sont d'un effet moins marqué que dans la chorée aiguë, mais ils sont néanmoins d'une utilité incontestable sous le rapport de la restauration des forces et du rétablissement de quelques actes de la vie nutritive, et ils atténuent s'ils ne font disparaître les mouvements partiels qui les caractérisent.

CHAPITRE V.

DE L'EMPLOI DES EAUX MINÉRALES DANS L'ANÉMIE SYPHILITIQUE ET DANS L'ANÉMIE PALUDÉENNE.

Dès que les symptômes de la syphilis constitutionnelle se manifestent, on est sûr que le sang est altéré, et qu'il existe un véritable empoisonnement spécifique par suite de cette altération.

L'altération porte alors principalement sur les globules sanguins (Mac-Carthy), dont la quantité est considérablement diminuée, et amène au bout d'un certain temps, si l'on n'y remédie, une véritable anémie que M. Ricord désigne sous le nom de chloro-anémie syphilitique.

Cette anémie est loin de se produire également chez tous les individus syphilitiques. Elle n'existe le plus souvent que chez ceux qui ont une syphilis remontant à une époque éloignée, ou mal traitée, laquelle a affaibli la constitution des malades. Il se passe alors ce qui se produit à la suite de toute maladie chronique ayant épuisé les malades. (Becquerel et Rodier). Les individus à tempéraments cruoriques résistent beaucoup plus longtemps à cette altération que ceux à tempéraments hydroëmiques, et que ceux qui, le plus souvent, sous une influence nerveuse, véritable hypocondrie, que l'on a appelée syphiliophobie, abusent de la médication spécifique.

Il y a chez ces derniers une anémie pathologique et une anémie thérapeutique, car l'abus ou l'usage intempestif des mercuriaux peut produire une grande dissolution du sang.

M. Trousseau (Traité de thérapeutique, t. 1. p. 187), dit que tout malade soumis depuis quelque temps à l'action des mercuriaux, tombe bientôt dans un état cachectique. Le malade commence par pâlir, la peau du corps participe elle-même à cette décoloration. Le sang tiré de la veine, qui avant le traitement avait la couleur et la consistance normales, perd un peu de sa coloration et surtout de sa consistance; il est diffluent et se prend en un caillot très-mou. Cependant, si l'action du mercure est continuée, cette dissolution du sang devient beaucoup plus manifeste, les paupières s'infiltrent, la face se bouffit un peu, les jambes se gonflent, et les malades tombent bientôt dans un état d'anasarque général. Cependant surviennent tous les symptômes qui accompagnent ordinairement la liquéfaction du sang, les palpitations du cœur, l'anhélation et les troubles fonctionnels, conséquences nécessaires du contact d'un sang altéré avec les organes.

Plusieurs saisons, de 25 à 30 jours chacune, passées aux Eaux de Château-Gontier, font disparaître complètement ces accidents, le malade tonifié et sanguinifié par l'usage des Eaux en boissons et des douches froides générales, reprend bientôt l'emploi des spécifiques qu'il peut alors parfaitement bien supporter. Nous citerons l'observation suivante :

Obs. — M. X....., âgé de 33 ans, sans profession, d'un tempérament hydroëmique et d'une constitution moyenne, entra en traitement à l'établissement en mars 1854. Ses antécédents étaient les suivants :

En septembre 1847, chancre induré du prépuce et bubon symptomatique induré ; traitement par les frictions mercurielles sur le bubon, et pilules de proto-iodure. Le malade en prend 130, et se croit guéri.

En octobre 1848, ulcérations à la gorge, alopécie, cephalée, éphélides et douleurs rhumatoïdes. X..... prend de nouveau deux cents pilules au moins et une vingtaine de bains de vapeur. Pendant ce temps, régime sévère, hypocondrie qui amène promptement la perte d'appétit et une grande faiblesse d'esprit et de forces ; quelques distractions et quelques excès relèvent par moment X...., pour le laisser tomber ensuite dans le même état.

En 1850, douleurs articulaires, engorgement considérable du testicule, douleurs vagues générales, puis épanchement dans les principales articulations, tubercules de la langue. Pilules de sublimé, de proto-iodure, frictions mercurielles. Ce traitement amende un peu les accidents pendant toute l'année suivante.

Mais en 1852 (mars), les douleurs reviennent dans les tibias, le femur, quelques articulations se tuméfient, les ulcérations dans la gorge reviennent. Alors, M. X....., suivant de nouveaux conseils, subit un traitement par l'iodure de potassium, à haute dose, qu'il n'abandonne que pour reprendre des pilules de proto-iodure et revenir à l'iodure de potassium. Pendant la fin de 1852 et toute l'année 1853, M. X.... employa cette méthode, et vit malgré cela, pendant ce temps, les accidents s'éteindre et reparaître avec une persistance désespérante.

A son entrée à l'établissement, nous constatons chez M. X...... l'état suivant : amaigrissement considérable, teint jaunâtre, regard morne, abattement moral porté très-loin, perte d'appétit, mauvaise digestion et constipation opiniâtre; tremblements nerveux par moments, se portant tantôt sur un membre tantôt sur tout le corps, perte de sommeil à peu près totale; rachialgie, atonie extrême des organes génitaux. Les symptômes syphilitiques existants, sont : quelques éphéliques sur la face et la poitrine, quelques petits tubercules plats et cuivrés dans la barbe, engorgement chronique et peu apparent de l'épididyme droit; ganglions cervicaux développés, douleurs périostales fixes le long du fémur et de la tête du tibia droit, arthrites légères coxo-fémorale et femora-tibiale; sensibilité de la plupart des épiphyses saillantes au toucher, etc., etc.

M. X..... est mis à l'usage de l'Eau en boisson, à jeun et pendant le repas : matin et soir friction de deux minutes avec le drap mouillé, puis douches froides générales de une minute. Dès les premiers jours de ce traitement le sommeil devient meilleur et l'appétit reparaît.

Au bout de quinze jours le teint s'était éclairci, les forces étaient considérablement revenues, et les *douleurs* des membres étaient diminuées, néanmoins nous fîmes prendre de l'iodure de potassium à doses graduées. Vers la fin d'avril, M. X..... avait engraissé de *onze livres*, tous les signes d'anémie avaient disparu, et nous engageâmes alors le malade à suivre un traitement tout à fait dépuratif en continuant l'usage des Eaux et de l'iodure de potassium, et en faisant précéder la douche générale d'une sudation abondante (pendant une heure !). Au bout de deux mois de ce traitement hydrothérapique, que le malade a toujours bien supporté, tous les accidents ont disparu, et M. X.... paraît jouir d'une santé parfaite et posséder tous les bénéfices moraux et physiques qui y sont habituellement attachés.

L'Eau Minérale en boisson agit donc, dans ce cas, puissamment en relevant l'appétit, et en permettant d'arriver promptement à un traitement spécifique. Nous l'employons toujours dans la syphilis chez les sujets hydroëmiques, en guise de tisane, entre les repas et pendant ceux-ci, coupée avec du vin rouge, et nous sommes certain qu'elle rend plus de service que tous les médicaments dits *sudorifiques*, et sur la spécificité desquels on commence à revenir.

Ainsi M. Ricord refuse toute action spécifique au gayac, à la squine, au sassafras; il déclare que la salsepareille est nulle comme moyen antisyphilitique, et qu'elle ne possède aucune propriété sudorifique spéciale. L'infusion chaude de salsepareille, dit-il, fait sur les malades comme l'infusion de tilleul, comme l'eau pure : mais prescrivez la racine de salsepareille en poudre et nous défions le plus habile de provoquer la transpiration par ce médicament.

Le traitement des Eaux Minérales est donc dans l'anémie syphilitique et dans la syphilis constitutionnelle, chez certains individus, un moyen d'aider sûrement l'action des médicaments spécifiques, et de remédier aux accidents qu'ils peuvent entraîner. (Voir Hydrothérapie.) Nous ajouterons que, dans certaines maladies de peau, chez les individus à tendances scrofuleuses, les bains ferrugineux sont d'un grand secours et changent promptement en plaies de bonne nature les ulcères atoniques les plus anciens.

Fièvres intermittentes. — On admet généralement aujourd'hui que les fièvres intermittentes sont dues à un agent spécial dont l'origine doit être cherchée dans l'infection, que cet agent est un vrai poison qui pénètre dans l'économie et altère le sang; et qu'il cause dans le système nerveux une perturbation profonde, mais intermittente, qui se traduit par des troubles de la calorification et de la circulation, et par des congestions viscérales dont la plus constante est l'hypérémie splénique : que celle-ci, loin d'être cause du mouvement fébrile, n'en est que l'effet. Telle est l'idée que dans l'état actuel de la science on se fait communément de ces sortes de fièvres.

Le quinquina et le sulfate de quinine surtout sont les médicaments spécifiques qui le plus ordinairement font justice de ces fièvres; mais il arrive quelquefois qu'ils deviennent impuissants contre les accidents qui en retardent la guérison, ou qui le plus souvent en provoquent le retour.

M. le docteur Bretonneau a fait voir que les miasmes producteurs de la fièvre d'accès, avant de manifester leur action par des paroxysmes nettement déterminés, modifiaient souvent le sang à la manière de la chlorose; que la fièvre intermittente se développait avec d'autant plus de facilité que le malade avait été saigné davantage, ou que son sang avait été plus appauvri; que la fièvre, quand elle avait duré quelque temps, jetait les malades, et surtout les femmes, dans un état d'anémie très-prononcé, de sorte que l'anémie était à la fois cause prédisposante et effet. L'expérience, dit M. Trousseau, avait déjà démontré à Stolz et à Sydenham, que le vin chalybé et, en général, les préparations ferrugineuses étaient un adjuvant utile, et nous ajouterons, quelquefois indispensable du quinquina. M. Bretonneau, à l'exemple de ces grands maîtres, en avait introduit l'usage dans son hôpital, et il avait constaté l'extrême utilité de ce moyen pour prévenir l'invasion et le retour des fièvres d'accès, et pour guérir la leucophlegmasie, et les engorgements de la rate qui succédaient aux fièvres prolongées. Il a pour pratique de donner, dans ce cas, les martiaux plusieurs mois de de suite, concurremment avec les préparations de quinquina.

C'est dans ces cas que nous conseillons l'usage de la médication thermale.

Les Eaux de Château-Gontier deviennent alors d'un secours immense, et sont dignes de l'ancienne réputation qui leur a été faite contre les engorgements viscéraux. On peut les administrer en boisson et en bains, mais les douches générales froides nous ont paru rendre des services plus rapides que les bains, aussi avons-nous abandonné cette dernière manière d'agir.

Les malades en traitement à l'établissement, et qui sont atteints de la diathèse paludéenne, portée le plus souvent jusqu'au degré de la cachexie, sont soumis à un régime fortifiant, à l'usage des Eaux Minérales en boisson et aux douches générales et locales. Jamais nous n'avons été obligé d'avoir recours au sulfate de quinine, ni au quinquina, la douche froide nous ayant toujours rendu les mêmes résultats que ceux indiqués par M. le professeur Fleury, dans son remarquable mémoire sur l'emploi des douches froides contre les fièvres intermittentes. (Voir à la seconde partie).

Outre les engorgements de la rate, un des accidents consécutifs fréquents de l'infection paludéenne, c'est l'*hydropisie.* Quelquefois il n'y a qu'un œdème des malléoles, ou un peu de bouffissure à la joue; d'autrefois, l'hydropisie est générale, en même temps qu'un épanchement séreux, plus ou moins abondant, se forme dans l'abdomen. La médication thermale agit avec succès contre ces accidents. Nous en avons observé plusieurs cas dans lesquels nous avons été surpris de la rapidité avec laquelle l'hydropisie et la teinte jaunâtre de la peau disparaissaient. Ne trouvant pas, dans les *Traités d'hydrothérapie*, de résultats satisfaisants obtenus par cette méthode employée contre les hydropisies consécutives, soit à l'anémie, soit aux fièvres intermittentes, nous avons employé des bains minéraux chauds, qui nous ont réussi parfaitement.

L'action des Eaux Minérales sur la secrétion urinaire et sur toute l'économie, ainsi que l'action des bains, doivent, selon nous, être d'un puissant secours contre les hydropisies générales, actives ou passives, déterminées par d'autres causes que les précédentes. Toutefois, les observations que nous avons faites à cet égard ne sont pas assez nombreuses, ni assez nettement déterminées dans leurs résultats, pour en conseiller l'emploi. Nous nous bornerons à dire que nous avons observé, dans les tentatives que nous avons faites, deux faits curieux qui nous ont paru dignes d'être rapportés.

Les hydropisies dont nous voulons parler ne sont point celles produites soit par un obstacle au cours du sang, soit par une inflammation, soit par une cessation de l'influx nerveux, mais les hydropisies générales ou diathésiques, divisées par les auteurs en actives et en passives, dans lesquelles existent toujours une altération du sang, ainsi que des troubles de la sécrétion urinaire. La médication thermale, employée dans plusieurs cas d'anasarque ayant succédé à la scarlatine et à la rougeole chez des enfants, releva, au bout de quelques jours, les fonctions digestives; la sécrétion urinaire s'augmenta, l'urine devint normale, et l'anasarque disparut.

Ces faits, notamment les changements survenus dans la sécrétion urinaire, méritent de fixer l'attention. L'albumine avait rapidement disparu, et l'*urée*, que l'on ne pouvait que difficilement obtenir par l'analyse chez ces petits malades, était devenue plus apparente et en proportion normale.

Un malade, atteint d'albuminurie chronique, suivit, à deux reprises, un traitement par les Eaux Minérales; chaque fois nous avons constaté une grande amélioration; l'anasarque disparaissait rapidement, et les urines, examinées chaque jour, devenaient meilleures. Dans ce cas, comme dans le précédent, l'urée, que l'on ne pouvait d'abord constater à l'analyse, était facile à obtenir vers le neuvième ou le dixième jour de traitement.

L'Eau Minérale en boisson rend de très-grands services sur le tube digestif et sur l'appareil urinaire; mais l'action physiologique des bains n'est pas moins énergique dans ces cas. Les bains chauds agissent sur l'appareil urinaire, sur la composition du sang au travers de la peau, en favorisant l'introduction des sels qu'ils contiennent dans la masse sanguine, et sur la peau elle-même, en modifiant ses fonctions. Enfin, nous dirons en terminant que la méthode thermale a besoin d'être étudiée dans le traitement des hydropisies, où, selon nous, elle peut rendre des services signalés. Ainsi, dans les hydropisies actives, si l'anasarque, ainsi que le prétendent Breschet, Foderé, Bouillaud et Dance, n'est que le résultat d'un travail inflammatoire qui se passe dans les aréoles du tissu cellulaire, et y fait affluer les liquides séreux; alors, suivant Lobstein, on ne peut plus accuser la rupture de l'équilibre entre l'exhalation et l'inhalation; mais il se forme une nouvelle fonction ou une exaltation d'une fonction primitive qui ne s'exerçait que d'une manière obscure et à un degré peu sensible; l'action des bains minéraux chauds, prolongés, agira alors puissamment comme sédative et calmante. Si, au contraire, c'est l'exhalation de la peau qui est arrêtée, ces mêmes bains exciteront, pris différemment, cette fonction, et tendront à provoquer la sortie des parties aqueuses exsudées dans le tissu cellulaire.

CHAPITRE X.

EMPLOI DES EAUX DE CHATEAU-GONTIER DANS LES MALADIES DE L'ESTOMAC ET DE L'INTESTIN.

Les Eaux de Château-Gontier, avons-nous dit plus haut, exercent sur l'économie une excitation générale, par suite de laquelle la vie se trouve, en quelque sorte, distribuée d'une manière plus uniforme et plus satisfaisante; tous les organes, musculaires et glandulaires, participent à cette animation dans les limites de leurs fonctions, et produisent, à l'égard du tube digestif malade, une révulsion d'autant plus efficace, qu'elle est plus durable et plus physiologique.

Cette excitation est indispensable dans le traitement local des affections gastro-intestinales chroniques.

Les Eaux Minérales n'ont pas seulement la propriété de modifier la muqueuse gastrique, elles réveillent aussi le besoin de réparation, et entretiennent l'activité fonctionnelle des autres organes. Ainsi, lorsque la muqueuse gastro-intestinale, sous l'influence d'une cause qui nous est le plus souvent inconnue, sécrète des mucosités plus ou moins abondantes, dont la présence entraîne la perte de l'appétit, produit le goût pâteux de la bouche, des nausées, et un sentiment de gêne ou d'embarras dont se plaint le malade, les fonctions digestives se troublent, les repas sont digérés avec lenteur, et quelquefois rejetés; les vomissements se répètent, deviennent continuels, et sont accompagnés tantôt de constipation, tantôt de diarrhée; lorsque le malade ne vomit pas, l'embarras de la région épigastrique se change en une douleur qui s'étend vers les hypocondres, surtout vers le droit. La respiration devient courte, l'abdomen se gonfle, se tend, et des borborygmes parcourent les intestins avec plus ou moins de douleurs. Cet état, qui n'est autre que celui d'un embarras gastrique simple, est guéri parfois sitôt que l'estomac a été débarrassé par un vomitif; mais aussi il arrive que les malades, qui ont attendu trop longtemps à employer ce moyen, ou chez lesquels il existe une prédisposition particulière, voient cette affection résister à tous les traitements les mieux combinés; alors ils s'affaiblissent, s'épuisent et tombent peu à peu dans un état cachectique. Leur figure est tirée, abattue, elle offre une teinte grise, terreuse, plombée ou jaunâtre. Chez ces malades, la muqueuse se trouve plus profondément modifiée dans ses habitudes fonctionnelles, et il faut agir d'une manière moins énergique, mais plus continue.

Tout le monde connaît, dans ce cas, les avantages des sels de chaux et de magnésie (Voir Trousseau, *Traité de thérapeutique*), qui agissent, non-seulement en neutralisant l'excès d'acide qui se trouve dans l'estomac, mais encore en modifiant la sécrétion de la muqueuse. L'action des Eaux de Château-Gontier est donc facile à comprendre, en jetant un coup-d'œil sur sa composition.

M. le docteur Bayard, notre prédécesseur, comprenant toute l'importance de cette richesse de composition, fit fabriquer, dès son installation comme inspecteur des Eaux, des pastilles avec le dépôt qu'abandonnent les sources. Certains sels solubles s'échappent sans doute avec l'écoulement des Eaux, mais les plus importants, les carbonates de chaux, de magnésie et de fer, y existent en quantité plus que suffisante pour aider, d'une manière agréable pour les malades, l'action de l'Eau en boisson dans les affections de l'estomac, et en particulier dans ce genre de dyspepsie.

Obs. I. — Mademoiselle X..., de Château-Gontier, âgée de 27 ans, d'une constitution grêle, d'un tempérament hydroëmique, souffrait de l'estomac depuis plusieurs années, et éprouvait tous les symptômes subjectifs énoncés ci-dessus; tous les traitements avaient échoué jusqu'alors. Chaque jour, Mlle X... vomissait et éprouvait des douleurs d'estomac, de l'inappétence, de la soif; le pouls était petit, la peau sèche, brûlante, jaunâtre, le ventre dur, présentant quelques bosselures au toucher, et douloureux : aménorrhée liée à un état chlorotique qu'avait produit peu à peu la dyspepsie.

L'Eau Minérale, administrée pure, fut très-bien supportée ; les vomissements se suspendirent et furent remplacés par un sentiment de pesanteur étrange qui dura quelques jours ; la diarrhée se modifia peu à peu, et finit par disparaître. Mlle X... prit des bains, quelques douches générales, et vit chaque jour l'appétit renaître et les forces se rétablir avec une rapidité incroyable. Les règles reparurent, la santé s'affermit, et enfin, la guérison fut complète à la fin du second mois de traitement. Le ventre s'était assoupli, et l'estomac digérait facilement les repas les plus substantiels.

Obs. II. — Un autre malade, âgé de 35 ans, habitant la campagne, d'une bonne constitution et d'une santé habituellement parfaite, éprouvait depuis 18 mois environ une perte complète d'appétit, et ne pouvait absolument rien digérer ; les douleurs étaient constantes dans la région épigastrique ; le ventre était tendu et douloureux ; il existait tantôt de la diarrhée, tantôt de la constipation. Les vomissements avaient lieu chaque jour et étaient tantôt bilieux, tantôt muqueux et parfois mélangés de sang. Depuis cette époque l'état général s'était considérablement déterrioré; l'anémie était devenue extrême, le teint jaunâtre et les forces nulles.

L'Eau Minérale fut d'abord administrée coupée avec du lait, puis pure; chaque jour ce malade prit un bain tiède de un quart-d'heure de durée, et reçut une douche en pluie sur la région épigastrique. Au bout de quelques jours les vomissements furent calmés, devinrent plus rares, et les digestions moins laborieuses.

Au bout de trois semaines de traitement, le malade prenait six verres d'Eau Minérale entre les repas, et recevait matin et soir une douche froide générale. Le retour à la santé fut rapide.

Dans les gastralgies proprement dites, lesquelles comprennent, selon nous, toutes les névroses de l'estomac, et qui le plus souvent sont liées aux névroses de l'intestin, le traitement des Eaux est également très efficace. Dans ces affections, les principaux symptômes sont la douleur gastrique qui varie suivant son siége, son intensité, sa durée et ses retours, les troubles de l'appétit qui devient bizarre, capricieux, et les vomissements qui existent quelquefois comme dans la dyspepsie pituiteuse ou l'embarras gastrique chronique, mais avec des caractères différents. (Barras, traité des gastralgies). Souvent on voit des malades qui rejettent, par vomiturition ou regorgement, une matière glaireuse quelquefois claire comme une solution de gomme; dans d'autres cas, épaisse comme du blanc d'œuf ou des huîtres. C'est tantôt le matin, tantôt pendant la digestion ou immédiatement après, que les malades rendent cette matière qui est le produit d'une sécrétion vicieuse des organes digestifs. Certains gastralgiques vomissent leurs aliments, et alors ils rejettent ceux qui sont liquides plutôt que les solides, tandis que le contraire a lieu dans les altérations organiques de l'estomac et des intestins.

Les gaz sécrétés dans l'estomac, pendant le travail de la chimification, sont souvent en grande quantité; ils s'établissent souvent aussi dans l'intestin, alors l'épigastre se gonfle, parfois à un assez haut degré.

Dans les gastralgies la contractilité de l'estomac et de l'intestin est modifié; ainsi, la constipation qui est si opiniâtre et les regurgitations sont l'effet d'une diminution de la locomotion du gros intestin et de l'action pervertie de l'estomac. On observe aussi souvent la constriction du pharynx, accompagnée ou non du sentiment de la boule hystérique.

Les symptômes fournis par le système nerveux cérébro-spinal sont excessivement nombreux, et viennent compliquer l'affection primitive, de telle sorte qu'ils amènent quelquefois ces états désignés sous les noms de gastralgies hypocondriaques, hystériques, gastro-hépatiques, etc., etc.

Les Eaux Minérales opèrent merveilleusement, dans ces derniers cas surtout; la guérison se fait sans crise, si ce n'est une excitation générale qui suit presque toujours l'administration de ce remède. La gastralgie hypocondriaque, si rebelle aux traitements ordinaires, disparaît assez promptement aux Eaux, étant liée à un état gastrique, qui rend impuissant les effets de la thérapeutique; l'hypocondrie disparaît sous l'influence des Eaux de Château-Gontier, qui donnent aux organes malades la force qui leur est nécessaire pour lutter avec avantage contre le mal qui les domine.

De toutes les complications des gastralgies, l'hypocondrie est une des plus graves et une des plus fréquentes dans les établissements thermaux : engendrée le plus souvent par les chagrins, les vives préoccupations de l'esprit ou du cœur, la vie sédentaire, et entretenue par l'engourdissement des fonctions digestives, l'hypocondrie présente quelquefois des symptômes d'une gravité effrayante du côté des centres nerveux, et qui font croire à l'existense de lésions incurables. Quelques saisons, de 25 à 30 jours chacune, passées aux Eaux, font disparaître ce cortége de symptômes si redoutables.

Obs. III. — M. X...., âgé de 36 ans, d'un tempérament bilieux, d'une forte constitution, souffrait depuis environ quatre ans de l'estomac; ses digestions étaient lentes et difficiles, puis les douleurs survinrent et bientôt la perte des forces.

Au commencement de son traitement, en mai 1854, M. X..... présente les symptômes suivants : douleur vive, intermittente et d'une intensité variable à l'épigraste, se terminant par des éructations; l'appétit est bizarre, il manque quelquefois complètement, la digestion est pénible, douloureuse; vomissements rares et toujours ayant lieu entre les repas; constipation opiniâtre, ventre ballonné; palpitations et céphalalgies pendant la digestion, quelquefois des vertiges. M. X..... a conservé un certain embonpoint, mais ses forces ont considérablement diminué; et, au dire de sa famille, son intelligence aurait subi quelques altérations. Les traitements tentés jusque-là ont été nombreux; M. X..... a pris de la magnésie, des purgatifs, de l'eau de Sedlitz, de l'huile de ricin, de la rhubarbe, des grains de santé, de la moutarde, etc., etc., et sans en retirer autre chose qu'un soulagement momentané.

Le traitement est commencé par l'administration de l'Eau en boisson, coupée avec du lait, et l'application de compresses humides sur le creux de l'estomac, qui apaisent promptement les douleurs. Des bains et des douches sont ajoutés au bout de quelques jours à ce traitement, et bientôt le malade voit l'appétit se régulariser, les digestions devenir meilleures, et les garde-robes plus fréquentes. Les vomissements cédent sitôt l'application des compresses humides. Après un traitement de six semaines, M. X..... cesse le traitement à l'établissement, mais continue encore, pendant plusieurs mois, de faire usage de l'Eau en boisson pendant le repas.

Les observations que nous avons faites de gastralgies guéries par les Eaux Minérales sont nombreuses, car il est peu de malades en traitement, soit pour la chlorose ou l'anémie, maladies si fréquentes à l'établissement thermal de Château-Gontier, qui ne présentent plus ou moins des symptômes de cette affection soit consécutive soit primitive. Tous voient rapidement les phénomènes morbides du côté de l'estomac et de l'intestin disparaître; il serait oiseux de citer ici un plus grand nombre d'observations, d'autant plus que les propriétés des Eaux de Château-Gontier sont suffisamment reconnues, depuis de longues années, dans les affections de l'estomac et particulièrement dans les gastralgies.

On se gardera bien d'un autre côté de les administrer lors qu'il y aura une affection organique soit de l'intestin, soit de l'estomac; elles deviennent alors nuisibles localement, en augmentant les douleurs, et en déterminant une excitation générale qui ne manquerait pas de devenir fatale.

CHAPITRE XI.

EMPLOI DES EAUX MINÉRALES DANS LES AFFECTIONS DES ORGANES GÉNITO-URINAIRES.

Catarrhe vésical. — L'action des Eaux Minérales sur les organes génito-urinaires se manifeste dans les cas de catarrhe vésical, accompagné ou non de gravelle, et dans l'atonie des organes génitaux, en exerçant sur ces organes une action locale, qui se produit au bout de quelques jours de traitement, et déterminent une excitation spéciale très-sensible, surtout dans le catarrhe vésical. Nous avons observé plusieurs cas de catarrhe simple de la vessie qui avaient résisté à une médication longue et variée, et qui ont été assez promptement guéris par les Eaux Minérales.

M. X..., des environs de Segré (Maine-et-Loire), vint à l'établissement en mars 1854, pour se faire traiter d'un rhumatisme musculaire de l'épaule. Ce malade nous confia qu'il était atteint, depuis environ deux ans, de catarrhe vésical, et fut très-étonné lorsque nous lui proposâmes de le traiter par les Eaux Minérales. M. X... avait employé un traitement antiphlogistique prolongé, puis des excitants, de la térébenthine, de l'eau de goudron, etc..... sans en avoir obtenu de résultat. Long-temps, la marche avait été pénible, et il existait encore des douleurs dans la région des uretères. Les urines, peu colorées, laissaient déposer une grande quantité de mucosités présentant quelquefois un peu de sang. Ténesme vésical, envies fréquentes d'uriner; les digestions sont devenues pénibles et lentes, il y a un peu d'amaigrissement.

Tout en suivant un traitement par l'électricité pour son rhumatisme, M. X.... fit usage de l'Eau Minérale en boisson, et prit quelques bains. Au bout de quelques jours de traitement il y eut un peu de surexcitation, traduite par une augmentation de douleurs et une plus grande quantité de mucosités dans les urines. Cette excitation disparut au bout de deux ou trois jours. A partir de cette époque, M. X..... vit sa santé s'améliorer, et à la fin de la saison la guérison parut complète.

— Une dame, venue à l'établissement prendre des douches pour une amenorrhée chlorotique ancienne, était en même temps atteinte depuis trois ans d'un catarrhe vésical. L'usage des Eaux et des douches froides pendant deux mois fit disparaître ces deux affections. Dans ce cas comme dans le précédent, on observa une excitation locale au bout de quelques jours de traitement.

Les malades goutteux et rhumatisants, en traitement par l'électricité, les bains sulfureux, les bains alcalins, ou par l'hydrothérapie rationnelle, voient toujours, pendant leur séjour aux Eaux, les affections catarrhales de la vessie, qui parfois accompagnent leurs affections générales, disparaître sous l'influence des Eaux dont ils font usage pendant leur séjour à l'établissement. L'un d'eux, officier retraité, atteint de rétractions musculaires et d'arthrites goutteuses, était affecté en outre de catarrhe vésical, ses urines étaient constamment sédimenteuses, et il rendait fréquemment des graviers. Pendant ses nombreux séjours aux bains, toute trace de gravelle, de sédiments dans les urines et de catarrhe, disparaissait pour revenir dès qu'il était chez lui et qu'il reprenait son genre de vie habituel.

Les propriétés avantageuses des Eaux Minérales, dans le catarrhe de la vessie et dans la gravelle, avaient déjà été constatées depuis longtemps par le docteur de Montozon, chirurgien en chef de l'hospice civil de Château-Gontier. Au point de vue thérapeutique, on est forcé d'admettre ces bons résultats, et de s'en rapporter aux faits; mais au point de vue chimique l'on n'admet pas aussi facilement l'action des Eaux Minérales contre la gravelle; on veut des explications théoriques qu'il est assez difficile de donner dans ce cas. Habitués à n'examiner dans la maladie calculeuse que la matière sécrétée, on s'empresse d'ordonner aux malades les substances qui paraissent dissoudre ces dépôts, bien convaincus, que dans l'économie, les choses doivent se passer comme dans la cornue du chimiste; mais il n'en est pas ainsi, heureusement pour nos organes. Ainsi les alcalis, tant vantés pour dissoudre les calculs de phosphate ammoniaco-magnésiens, sont loin de réussir aussi généralement qu'on voulait bien le dire il y a quelques années; bien souvent le sang est altéré par ces alcalis, avant que les calculs ne soient dissous. La théorie qu'on invoque pour expliquer l'action des Eaux de Vichy, par exemple, contre les calculs, n'est pas possible, car si elle avait lieu les organes où aurait lieu la réaction chimique souffriraient trop des courants d'ammoniaque. Certes, les alcalis jouent un grand rôle dans ces cas, mais ce n'est pas tout; il s'opère sur les reins une action spéciale par laquelle la fonction de cet organe est énergiquement modifiée. Sous l'influence des Eaux Minérales, les urines deviennent plus abondantes et plus normales, la fonction se régularise, et l'organe se replace dans ses conditions physiologiques.

Aussi, sans chercher d'autres explications, dirons-nous simplement que les Eaux Minérales agissent dans les cas de gravelle en déterminant la sécrétion d'une énorme quantité de sable qui assure la guérison des malades, sinon complètement au moins pour longtemps, et ce résultat a lieu quelle que soit la nature des graviers et même celle de l'organe dans lequel ils se forment. N'est-il pas de toute probabilité que, sous l'influence des Eaux Minérales, le rein et le foie stimulés et animés d'une force nouvelle peuvent sécréter une plus grande quantité de liquide, qui facilite ainsi la sortie de ces corps étrangers et s'oppose à leur formation par une vie plus active, une réaction plus énergique.

Cette action s'opère sans que le malade se fatigue de l'usage des Eaux, et sans craindre que les alcalis que ces Eaux contiennent n'agissent trop vivement sur l'économie, en liquéfiant le sang.

Obs. — M. V...., voyageur de commerce, jouissant d'une bonne santé habituellement, éprouva dans le mois de mars 1851 des coliques néphrétiques, elles furent combattues avec succès par un traitement antiphlogistique; quelque temps après, il fut pris de coliques et d'hématurie assez abondante. Depuis cette époque, malgré un régime, des diurétiques et des bains fréquents, la maladie a marché; les récidives ont été fréquentes.

En septembre, M. V..... vint à l'établissement, il était très-affaibli; les coliques revenaient souvent, les urines, d'un brun foncé, troubles, présentaient un dépôt assez considérable, les besoins d'uriner étaient fréquents.

Soumis à un régime doux, à l'usage des bains tièdes et à l'usage de l'Eau Minérale en boisson, en quelques jours le malade vit ses urines devenir plus claires, alcalines, et les dépôts diminuer sensiblement. M. V..... partit à la fin du mois, considérablement soulagé, reprit ses habitudes, et n'éprouva de rechute qu'environ six mois après. A cette époque, mai 1854, M. V..... vint de nouveau prendre les Eaux, et en éprouva le même bienfait.

L'action des Eaux de Château-Gontier est donc manifeste dans les cas de catarrhe de la vessie et de la gravelle. Contre cette dernière affection, les malades trouvent par l'usage de ces Eaux non pas une guérison, mais la disparition de la tendance à sécréter des graviers, et la cessation des symptômes de catarrhe qui compliquent la maladie et la rendent plus dangereuse.

CHAPITRE XII.

INCONTINENCE D'URINE.

Les Eaux Minérales sont employées avec succès dans l'incontinence d'urine qu'on remarque, pendant la nuit seulement, chez les enfants et chez beaucoup de jeunes gens, maladie sur laquelle M. Mondière a publié, dans la *Presse médicale*, un travail intéressant.

Les enfants et les adolescents qui sont sujets à cette incommodité sont ordinairement chétifs et faibles, et d'un tempérament hydroëmique ; cependant on l'observe aussi chez des individus forts, et alors, l'accident dont nous parlons est purement local et dépend d'une atonie de la vessie.

L'émission involontaire de l'urine pendant le sommeil est le seul phénomène morbide qu'on observe chez ces individus ; il en est qui éprouvent cette incommodité chaque nuit, quelque précaution qu'on tienne. Chez d'autres, cela n'a lieu que de temps en temps, lorsque le sommeil, plus profond, plus lourd, empêche de sentir le besoin d'uriner, ou bien, lorsque les individus, ayant beaucoup bu à leur repas du soir, et surtout au moment de se coucher, sécrètent une plus grande quantité d'urine.

L'incontinence nocturne est donc une infirmité dégoûtante, dont on se débarrasse quelquefois difficilement, si l'on n'y oppose un traitement énergique et rationnellement soutenu. Les toniques sont presque toujours ordonnés, soit qu'on veuille fortifier la constitution entière, soit qu'on prétende s'adresser uniquement à la vessie. C'est ainsi qu'on a donné avec succès les préparations ferrugineuses, le quinquina, les amers, les bains sulfureux et iodés, les bains aromatiques préconisés par M. Lallemand, les bains de mer, vantés par Underwood, les bains froids ordinaires, recommandés par MM. Baudelocque et Guersant; Dupuytren conseillait aussi le bain froid, et le voulait par immersion. On a cherché à ramener la tonicité de la vessie par des ventouses sèches, appliquées au périnée, par des vésicatoires, même des moxas mis derrière les bourses ou sur la région sacrée, par l'électricité, ou bien en introduisant cinq ou six fois, et à trois ou quatre jours d'intervalle, une sonde dans l'urètre. On a encore conseillé l'usage des cantharides en frictions, ainsi qu'à l'intérieur; quelques-uns ont vanté l'ergot de seigle, le nitre et l'acide benzoïque. Mais l'effet de ces substances reste encore à préciser. M. Mondière associait la noix vomique à l'oxyde noir de fer, et en obtenait de très-bons effets; c'est d'après les observations de ce médecin, et d'après la connaissance de la composition des propriétés thérapeutiques des Eaux Minérales, que nous avons soumis quelques petits malades, atteints d'incontinence d'urine, au régime des Eaux.

Les Eaux étaient administrées en boissons et en douches. L'un d'eux, enfant de 8 ans, avait été soumis à plusieurs sortes de traitements qui avaient été toujours inefficaces ; sa constitution était grêle, son tempérament hydroëmique, et le système nerveux était toujours dans un état permanent d'érétisme. L'Eau Minérale fut administrée à jeun et pendant le repas, et matin et soir une douche en pluie et en jet, froide et de courte durée, fut promenée sur tout le corps, et principalement sur les lombes et le bas-ventre. Au bout de quelques semaines, l'incontinence avait disparu ; la santé, devenue excellente sous l'influence de ce traitement, témoignait et de l'influence des douches sur les fonctions de la peau et sur l'ensemble de l'individu, et de l'action des Eaux sur l'atonie de la vessie.

Si la constitution des malades n'est point affaiblie, si l'incontinence est le résultat d'une atonie localisée dans la vessie, les Eaux Minérales ne sont pas moins efficaces, et on leur adjoint avec succès des douches ascendantes froides et des bains de siège révulsifs à eau courante.

CHAPITRE XIII.

DE LA SPERMATORRHÉE OU PERTES SÉMINALES. DE L'ATONIE DES ORGANES GÉNITAUX. IMPUISSANCE.

Un des ouvrages les plus remarquables qui ait été publié sur les pertes séminales involontaires, est sans contredit celui du professeur Lallemand. C'est, disait un de nos maîtres, une œuvre d'une grande portée, d'un esprit éminent, et qui fourmille de faits pratiques, de pensées généreuses et philosophiques. Nous renvoyons nos lecteurs à ce traité pour la description et la symptomatologie de cette triste maladie; nous nous bornerons ici à en rappeler les principales causes, certains accidents consécutifs, et à indiquer l'opportunité de la médication thermale appliquée à la cure de cette affection.

Les causes de la spermatorrhée sont nombreuses; on l'observe chez des individus qui, dès leur enfance, se sont livrés à de mauvaises passions, ou qui ont abusé du commerce des femmes. Chez des individus qui ont le sens génésique très-développé, la continence peut aussi amener le même résultat. Les maladies qui agissent immédiatement sur les organes génitaux, et qui excitent les contractions des vésicules séminales, ou bien celles qui produisent un état d'irritation ou d'excitation sur les conduits éjaculateurs, et qui, en se propageant ensuite jusqu'aux vésicules séminales, les provoquent à se débarrasser du sperme qu'elles contiennent, sont aussi une des causes de cette affection; ainsi, *l'herpès præputialis*, l'inflammation de la portion prostatique de l'urètre, etc...... M. le docteur Fleury a publié, il y a déjà quelques années, un travail très-remarquable, dans lequel il a prouvé que le phimosis congénital était une des causes les plus générales des pertes de semences involontaires. Les recherches, auxquelles ce médecin s'est livré, ont démontré que ce vice de conformation joue, dans la pathogénie de l'homme adulte, un rôle très-important qui n'a pas toujours été entrevu par les praticiens ; elles ont indiqué le seul moyen à l'aide duquel il soit possible de porter remède à des troubles fonctionnels graves et nombreux, fort mal appréciés jusque-là ; enfin, elles ont expliqué l'inefficacité de la matière médicale, de l'hydrothérapie, et de toutes les médications qui laissent intacte la cause physique et méconnue de la maladie.

Enfin, les pertes séminales peuvent survenir chez des sujets affaiblis par les veilles, le travail, le chagrin, ou bien encore chez les individus qui nourrissent sans cesse leur imagination d'idées lascives.

Les individus atteints de cette affection tombent rapidement dans une anémie considérable, qu'Hippocrate avait déjà décrite succinctement, dans son 2me livre *De morbis*, sous le nom de consomption dorsale. Alors, surviennent divers troubles fonctionnels, soit vers le cœur, soit vers le cerveau, soit vers l'estomac, qui sont autant de névrôses que l'on prend souvent pour des affections organiques de ces organes. Chez les enfants, on observe souvent l'épilepsie ou la chorée; à un âge plus avancé, la lypémanie, la démence ou l'hypochondrie. M. le docteur Lisle a présenté, en 1852, à l'Académie de médecine, un mémoire ayant pour titre : *Des pertes séminales involontaires, et de leur influence sur la folie.* L'auteur conclut : 1° Que les pertes séminales involontaires exercent une influence des plus pernicieuse sur le système nerveux, et deviennent à la longue une cause fréquente de folie.

2° Elles impriment aux symptômes de cette maladie un cachet tout particulier qui permet de distinguer les individus qui en sont atteints des autres aliénés.

3° La folie, causée par les pertes séminales, est rebelle à tous les moyens de traitement dirigés uniquement contre l'affection du cerveau.

4° Elle guérit, au contraire, rapidement et à peu près constamment, lorsqu'on est parvenu à faire cesser les pertes involontaires de semence, et lorsque d'ailleurs les malades ne sont ni paralytiques, ni en démence.

Les accidents qu'entraînent les pertes séminales involontaires sont donc extrêmement graves, et sont toujours produits par l'anémie qui accompagne toujours cette affection.

En résumé, les causes principales se réduisent à deux, l'*irritation* et l'*atonie*; et il résulte de là que l'emploi des Eaux Minérales ferrugineuses, et de la médication thermale en général, sont indiqués pour combattre les effets produits par la maladie; et souvent la cause elle-même de l'affection, lorsque celle-ci est due à l'atonie générale ou locale de l'individu, afin de prévenir les accidents consécutifs que nous avons indiqués.

Nous avons employé plusieurs fois les Eaux Minérales en boissons, et les douches froides générales et locales, contre la spermatorrhée, et nous avons obtenu des résultats qui n'avaient pu être obtenus par les nombreux agents médicamenteux qui ont été indiqués par les auteurs.

Un des malades soumis à cette médication, et dont nous ne pouvons donner l'observation avec détail, avait subi deux fois la cautérisation de la vessie; cette cautérisation du reste n'avait amené que des accidents du côté des voies urinaires, et n'avait nullement modifié les pertes séminales. La cause de ces pertes était une atonie générale liée à une excitation locale produite par de mauvaises habitudes qu'avait contractées le malade à la suite d'une blennorrhagie chronique. Au commencement du traitement, nous constatâmes des traces de la blennorrhagie (goutte militaire), un état catarrhal du canal et de la vessie, et nous nous assurâmes qu'il n'existait aucun rétrécissement.

Dans le commencement de la médication le malade fut quelque peu effrayé de l'excitation produite par le traitement, la blennorrhée prit un caractère aigu momentanément, les douleurs périnéales survinrent et les pertes séminales s'accrurent; quelques bains tièdes et l'application de compresses sédatives, firent disparaître en quelques jours ces accidents qui eurent pour résultat définitif d'amener une heureuse modification dans l'état de la vessie et des vésicules séminales. La médication fut reprise, et au bout de 37 jours de traitement, le malade, revenu à un état apparent de santé, cessa toute médication.

L'atonie des organes génitaux, et l'impuissance proprement dite, due à un affaiblissement général ou local, à des excès en tous genres, à des maladies longues et débilitantes, ou à une trop forte contention d'esprit qui dirige vers le cerveau une somme de vitalité soustraite aux organes de la génération, trouvent également une grande amélioration aux Eaux Minérales. Tous les auteurs recommandent, dans ces cas, les Eaux sulfureuses, telles que Barèges, Luchon, Cauterets, etc., les Eaux muriatiques, telles que Balaruc, Bourbonne, Wiesbaden, et surtout Citara, les bains de mer, et enfin toutes les Eaux ferrugineuses, spécialement celles qui sont très-riches en acide carbonique. Ces Eaux n'ont, par elles-mêmes, rien de spécifique contre cette affection; elles agissent comme toniques et stimulantes.

Nous croyons pouvoir conclure des indications qui précèdent, que les Eaux Minérales de Château-Gontier sont toniques et stimulantes, et que leur emploi est indiqué dans les maladies constitutionnelles ou diathésiques qui sont accompagnées de certaines altérations du sang, et spécialement dans certaines maladies chroniques de l'appareil génito-urinaire.

APPENDICE.

ÉTABLISSEMENT THERMAL DE CHATEAU-GONTIER.

Par sa situation topographique, au centre des départements de l'Ouest, la ville de Château-Gontier, chef-lieu d'arrondissement, présente de grandes facilités de communication à toutes les personnes qui voudront profiter des ressources de l'Établissement thermal. La température est habituellement si douce qu'elle permet de cultiver en pleine-terre un grand nombre d'arbustes et de plantes délicates, tels que les camélias, les grenadiers, les magnolias, qui, dans beaucoup de pays, doivent être placés dans des serres chaudes. Cette douceur de climat offre à beaucoup de malades la possibilité de suivre, même pendant l'hiver, les traitements qui leur sont prescrits. (Bayard).

La salubrité et l'état hygiénique sont dans des conditions si heureuses que, tandis que le choléra ravageait, en 1832, les villes voisines, Château-Gontier en était complètement préservé. Il en a été de même en 1849, aucun cas de choléra ne s'y est manifesté.

La réunion de ces circonstances favorables a déterminé M. le docteur Bayard, en 1850, à former à Château-Gontier, et à côté des sources minérales, un Établissement thermal dans lequel les malades trouvent tous les moyens de traitement qui existent à Paris et dans quelques grandes villes seulement; tels que :

Bains à toute température,

Bains médicinaux,

Bains de vapeurs, simples et médicamenteuses,

Bains sulfureux.

Fumigations sèches et humides.

Douches froides et chaudes.

Le but de M. le docteur Bayard était de

réaliser les vœux exprimés, en 1849, par M. le docteur Patissier, dans son rapport présenté à l'Académie de médecine, sur l'inspection des Eaux Minérales. Ce savant praticien a exposé en effet des considérations fort importantes sur l'application des Eaux Minérales à l'assistance de la classe indigente ou peu aisée, et il a fait ressortir l'immense utilité des piscines ou bains en commun, et la puissance de ce moyen curatif; mais, ajoute-t-il, là ne se bornent pas les vœux de la Commission; elle désire que, pour obtenir des Eaux Minérales toutes les ressources médicinales qu'elles peuvent fournir, on organise, dans tous les Établissements, des bains de vapeur, des douches de toute espèce, etc. Personne, en effet, ne peut méconnaître la puissance de ces agents thérapeutiques, dont l'action énergique est utile par la solution des maladies de longue durée. Les douches descendantes sont un moyen précieux pour stimuler l'action vitale d'un organe, et pour faire passer une phlogose chronique à l'état aigu. Les douches ascendantes remplacent avantageusement les purgatifs en cas de constipation; appliquées aux lésions utérines, elles en constituent le plus souvent la meilleure médication ; les douches écossaises, ou douches alternativement chaudes et froides, sont très efficaces contre les névralgies, les rhumatismes opiniâtres ; enfin, les bains de vapeur, auxquels on associe les frictions, le massage, en excitant vivement la peau, la rendent le siége d'une vaste congestion, d'une dérivation énergique, le plus souvent favorable dans les maladies lentes, entretenues par la répercussion des principes rhumatismaux et dartreux sur les viscères intérieurs.

Ainsi organisés, les établissement thermaux réuniront tous les moyens d'administration désirables.

Voici maintenant la description de l'Établissement de Château-Gontier, tel que l'a créé M. Bayard.

Les bains des hommes sont complètement séparés de ceux des femmes : pour celles-ci, outre les cabinets de bains de propreté, simples et médicinaux, il y en a avec appareils pour injection et bain de siège continu ou dormant.

Les baignoires en zinc, placées dans des cabinets isolés revêtus de peinture à l'oxyde de zinc, sont destinées aux bains sulfureux.

On prend des bains de vapeurs simples et médicamenteuses dans des étuves particulières, préparées pour y recevoir, assis ou couchés, la douche ou le bain entier; des tuyaux amènent la vapeur, l'eau froide ou chaude, pour administer le bain russe ou oriental. Un appareil est destiné à contenir des plantes aromatiques ou médicinales qui chargent de leur principes volatils la vapeur qui les traverse avant d'être projetée en douches ou en bains.

Des lits de repos sont disposés près de chaque étuve, dans des cabinets séparés, pour les baigneurs qui sortent de la vapeur ou de la boîte à fumigations, construite sur le modèle de celles de l'hôpital Saint-Louis, à Paris.

Dans la salle des douches, l'eau froide ou chaude est projetée verticalement et dans toutes les directions, en arrosoir ou en jet; on les reçoit debout, couché ou dans des baignoires; un robinet de vapeur permet d'administrer les douches écossaises, en alternant la vapeur et l'eau froide. Des lits, placés dans une pièce voisine, reçoivent les baigneurs.

Les bains sont alimentés par l'eau de la

Mayenne. Dans certains cas, on emploie des bains d'Eau Minérale, dont la température est élevée au degré convenable. L'Établissement thermal, entièrement distinct des sources d'Eau ferrugineuse, en fait un complément très-avantageux pour le traitement d'un grand nombre de maladies; tout récemment, nous avons ajouté une salle spéciale d'hydrothérapie, qui rend cet Établissement un des plus complets qui existent.

Château-Gontier. — Imprimerie de J.-B. BEZIER, successeur de M. DELAPLACE.